健康に長生きしたければ

1日1曲歌いなさい

［著者］
斎藤 一郎
歯学博士
周東 寛
医学博士
EIMI
ボイストレーナー
田才 靖子
スタジオヴォーカリスト

［監修］日本音楽健康協会

アスコム

なぜ歌うと健康になれるのか？

＼歌を歌うと／

感染症に強くなる

＼歌を歌うと／

老化を食い止める

＼歌を歌うと／

ストレスが改善する

＼歌を歌うと／

飲み込む力が強くなる

＼歌を歌うと／

自己治癒力が
高まる

＼歌を歌うと／

免疫力が
向上する

＼歌を歌うと／

認知症を
予防する

＼歌を歌うと／

自律神経が
整う

＼歌を歌うと／

脳が
活性化する

上手く歌えると、さらに健康になる

歌が上手くなる方法 その1

腹式発声のために お腹を鍛える

1 両手両足を伸ばして準備運動する

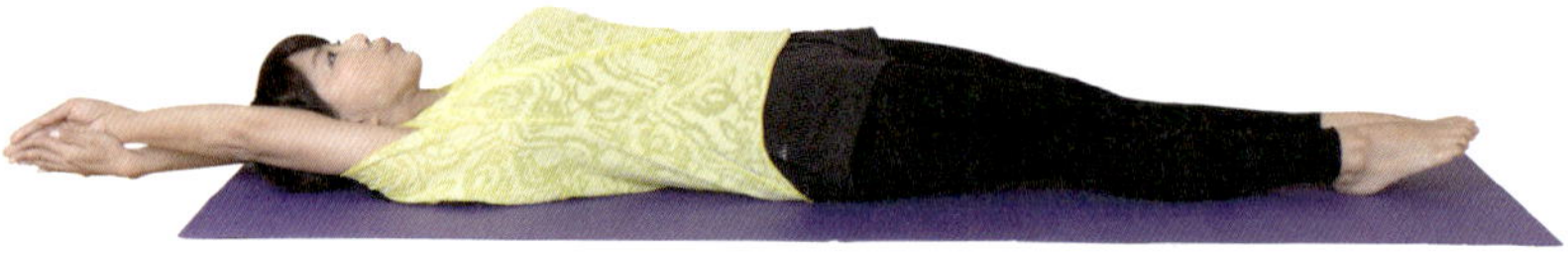

2 お腹の筋肉を鍛える

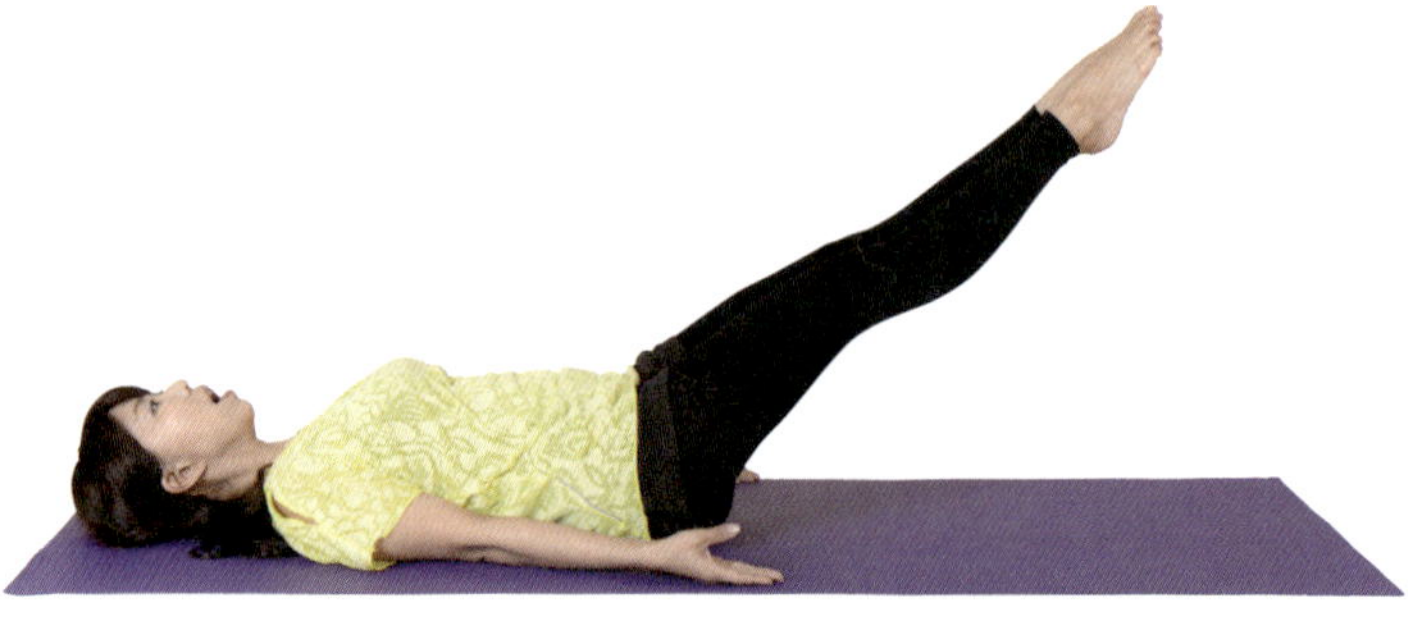

3 背中の筋肉を鍛える

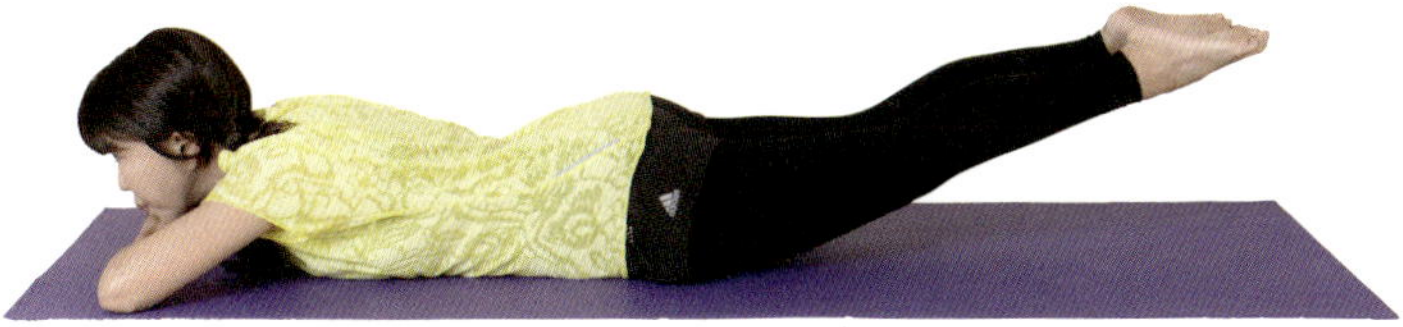

4 下半身を支える筋肉を鍛える

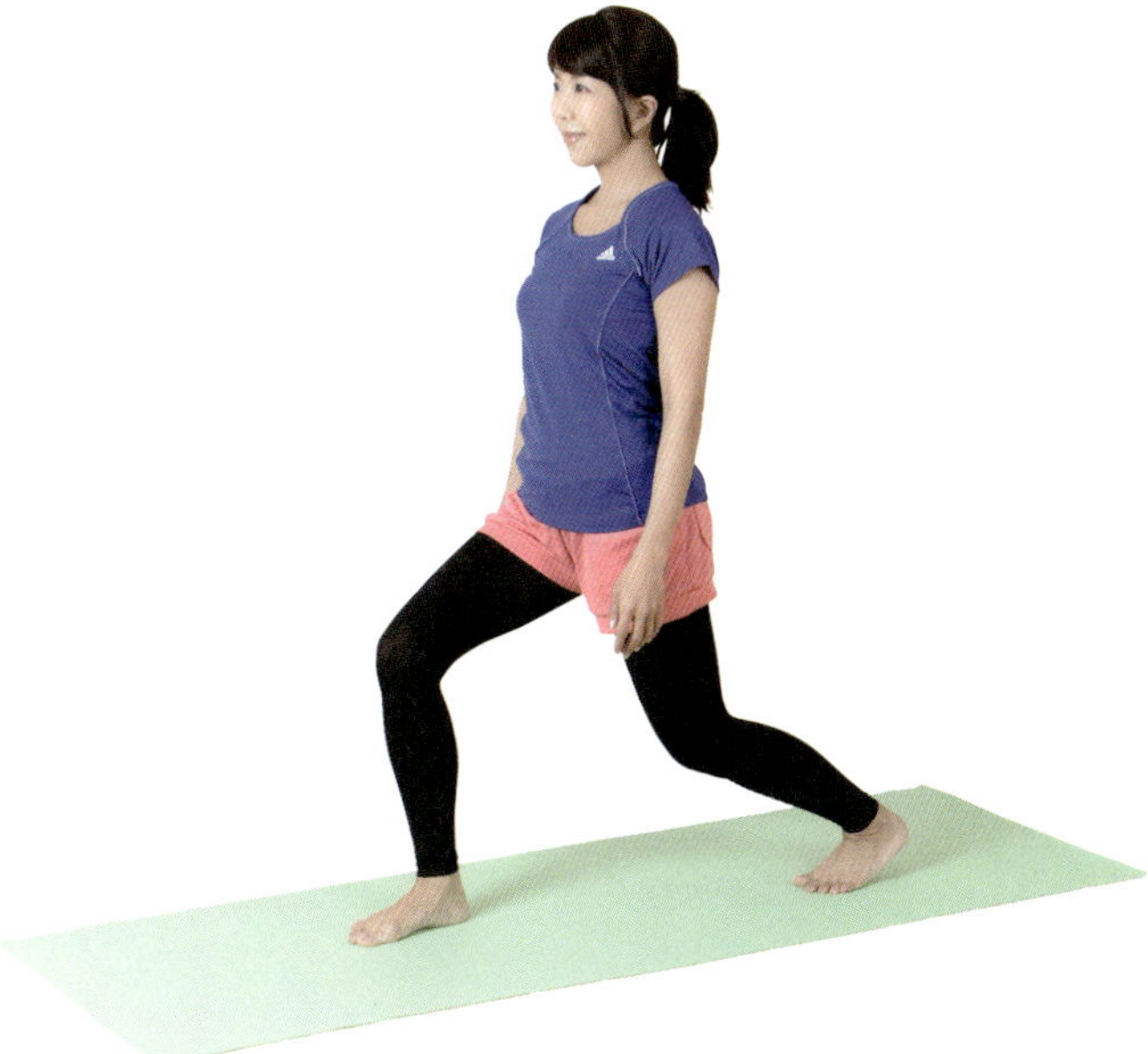

歌が
上手くなる方法
その 2

声の出し方を覚える

1 正しい姿勢を身につける

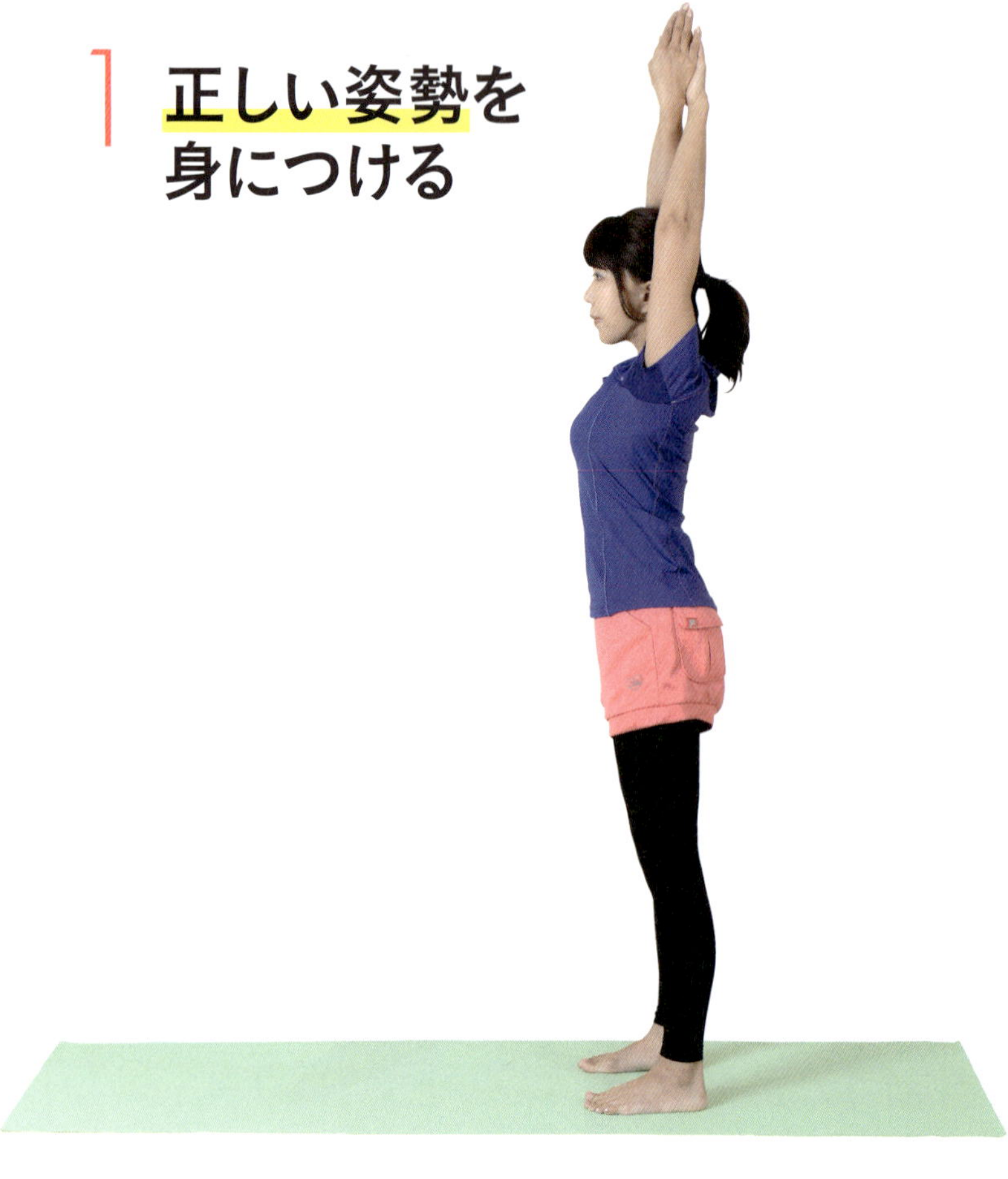

2 舌を下げる

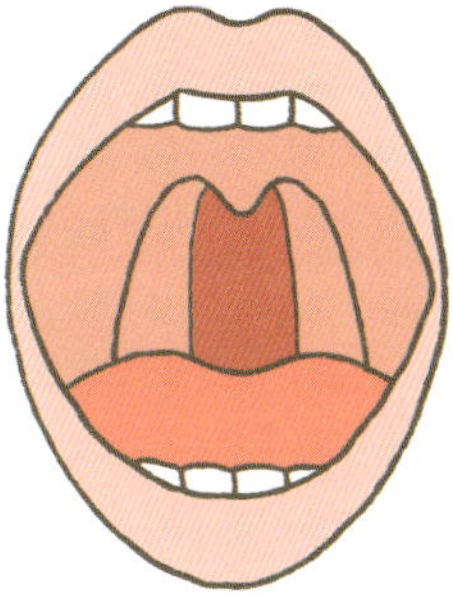

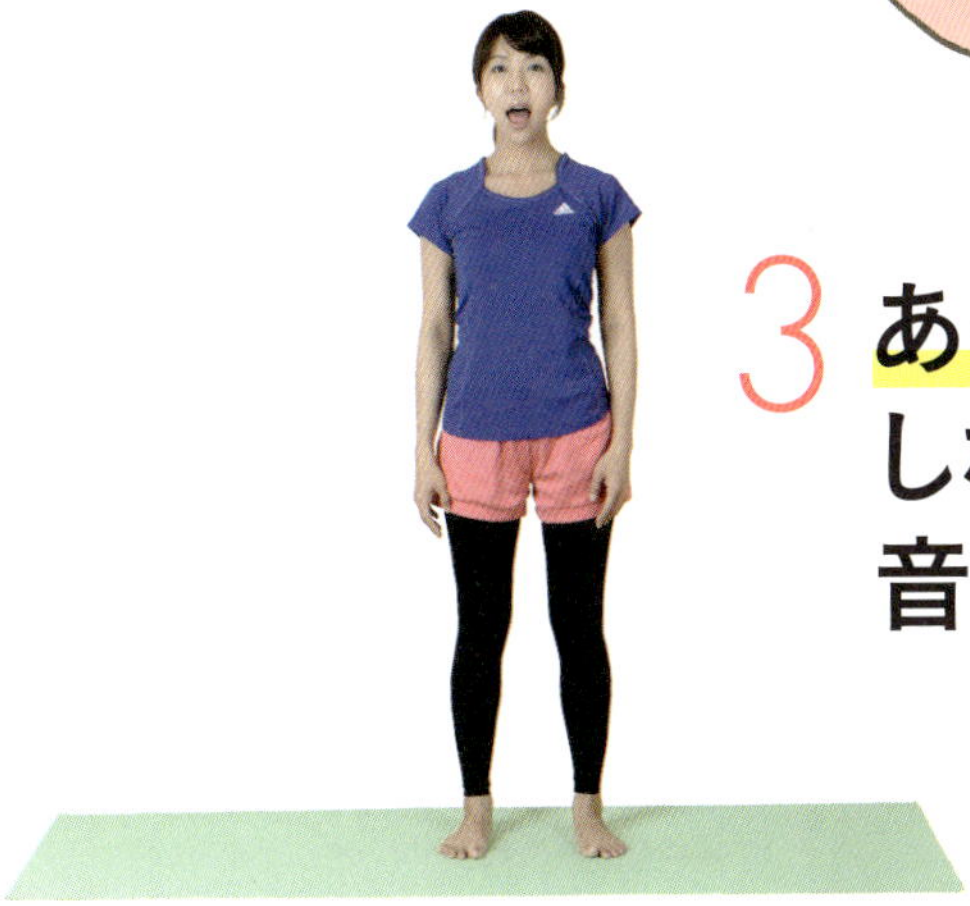

3 あくび しながら 音を出す

4 ハミング しながら 音を出す

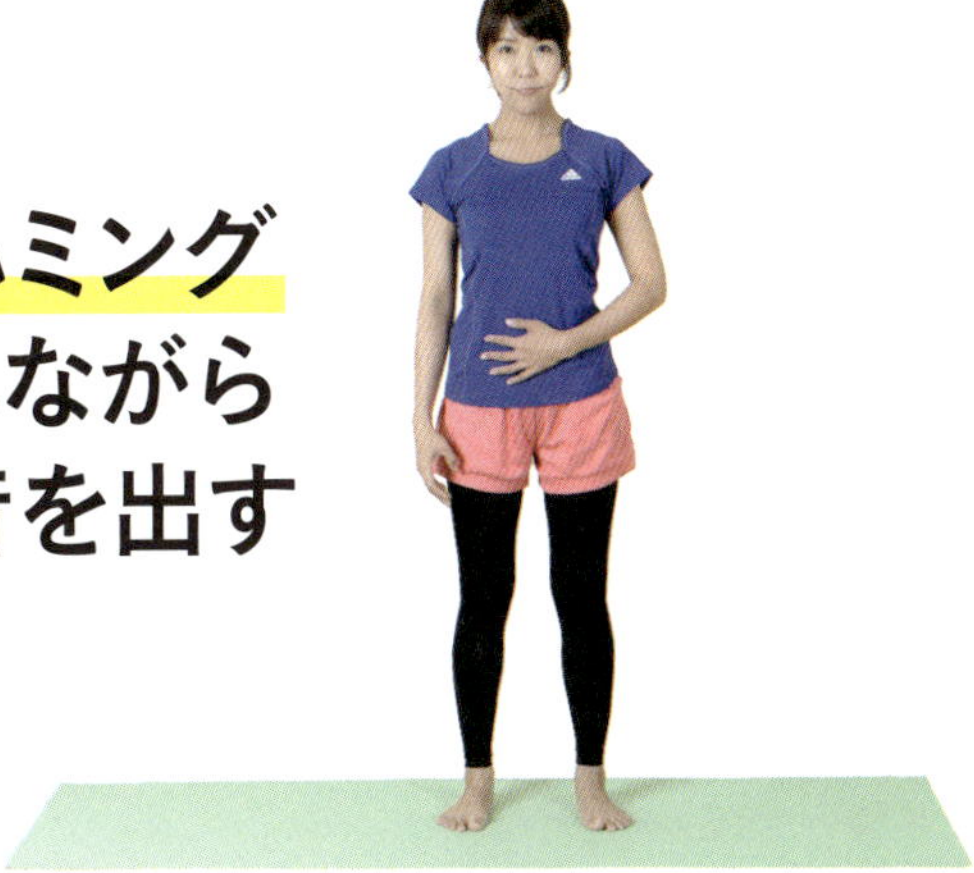

歌が
上手くなる方法
その 3

リズム感を身につける

1 音楽を聞きながら体を動かす

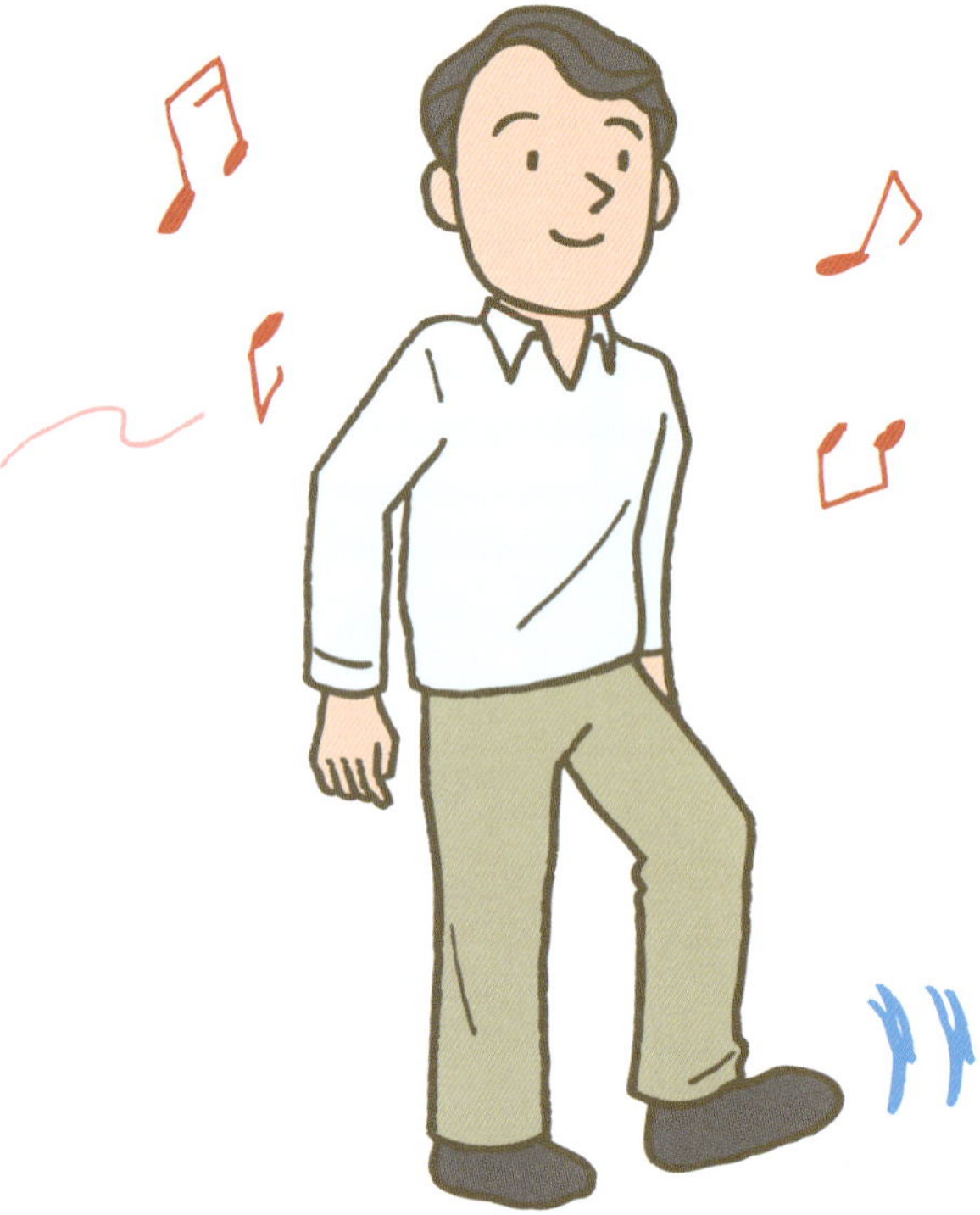

2 歩きながら歌を歌う

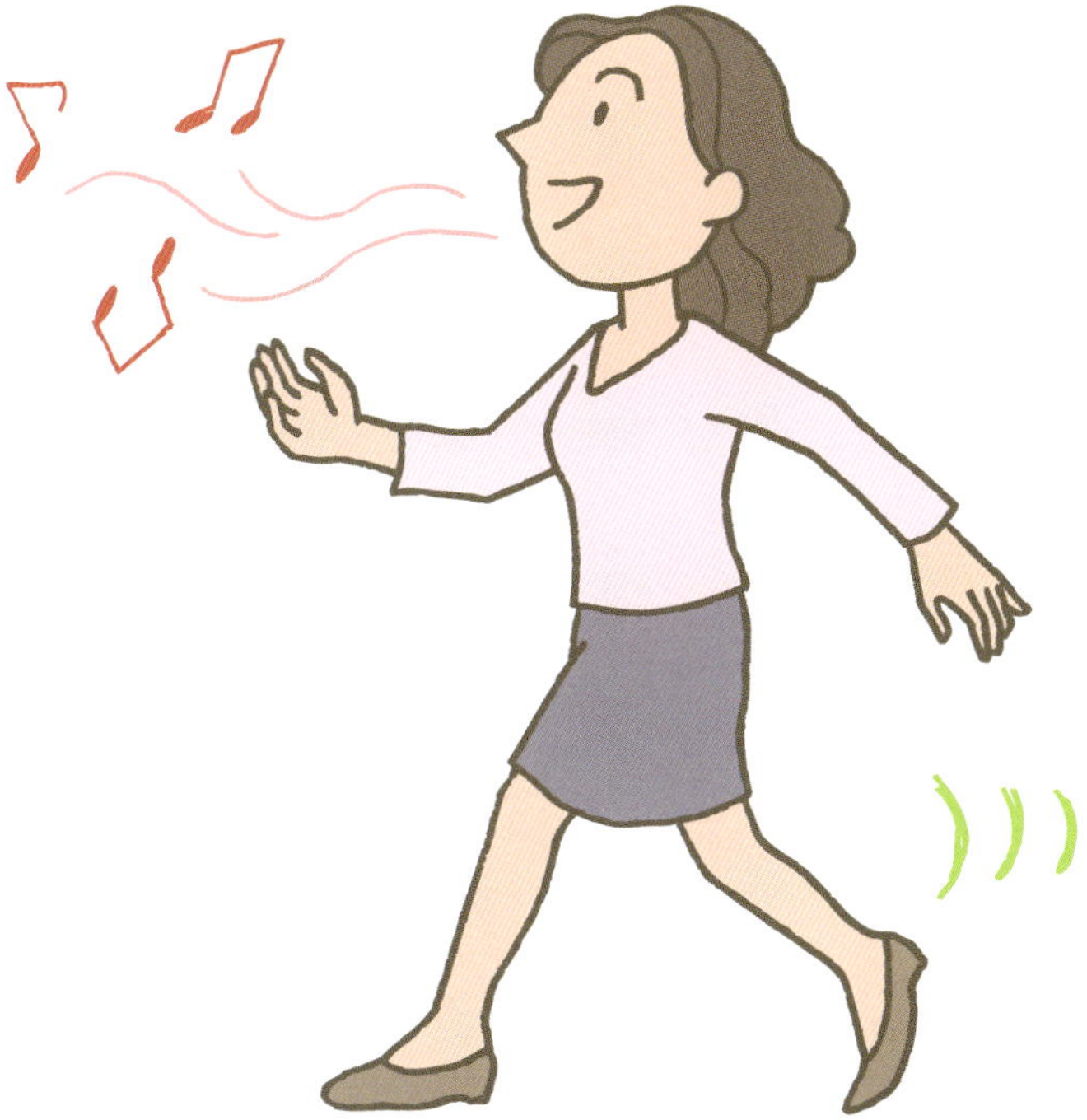

歌が
上手くなる方法
その4

メロディを正しく覚える

1 歌いたい曲をじっくり聞く

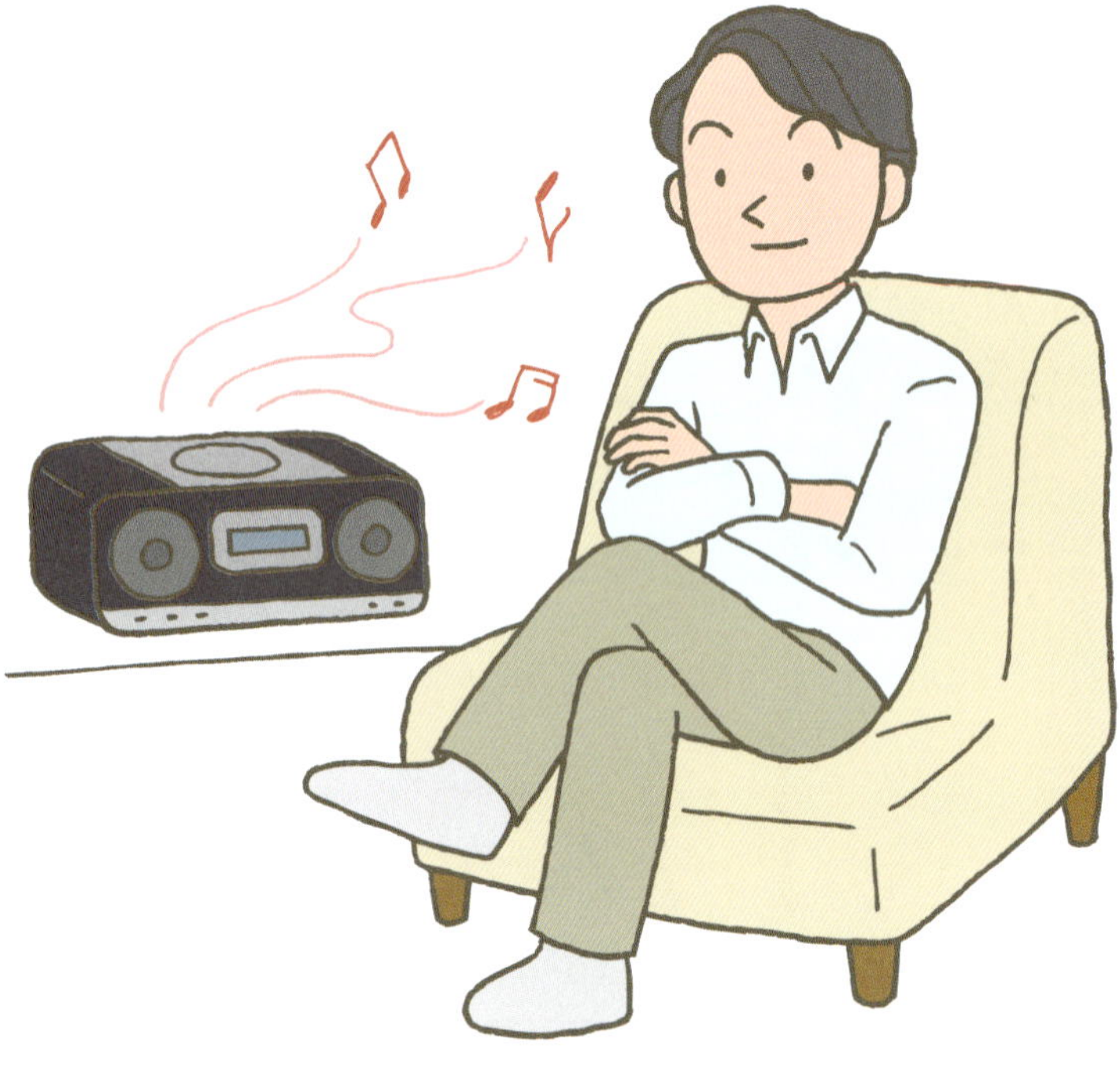

2 楽譜を見ながら歌う

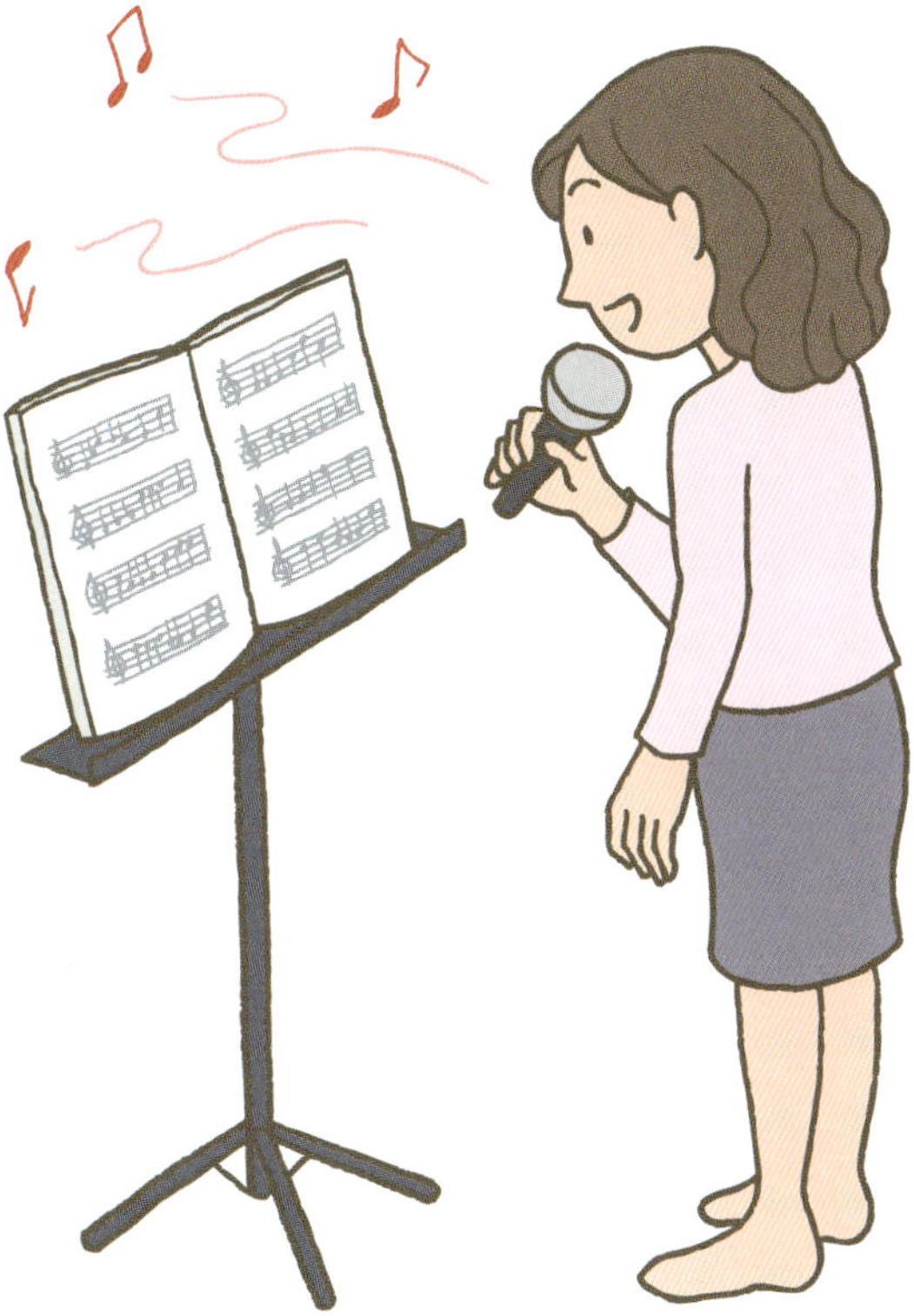

歌が
上手くなる方法
その5

歌うときにテクニックを使う

1 マイクを正しく持つ

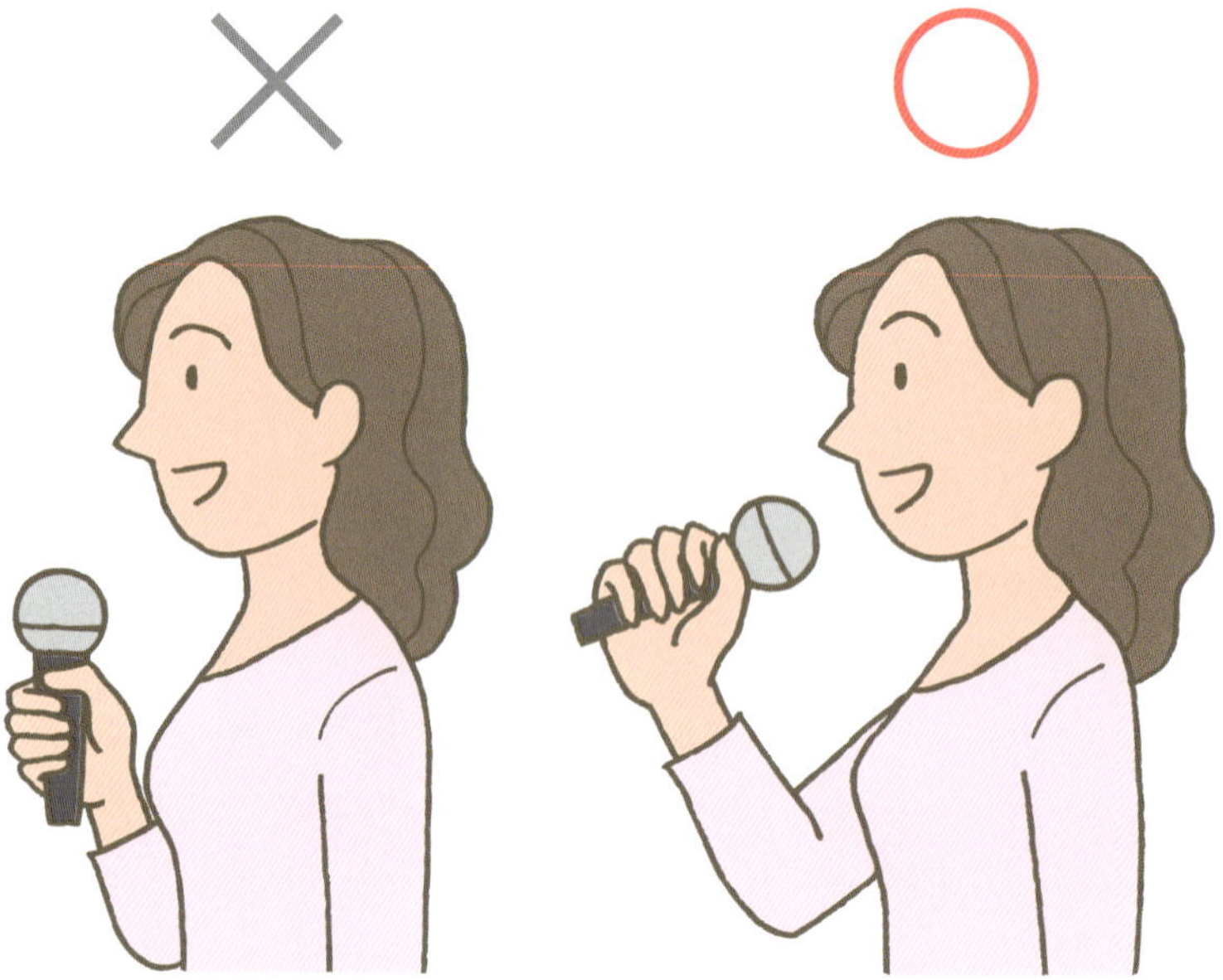

2 息継ぎを使って声量をアップする

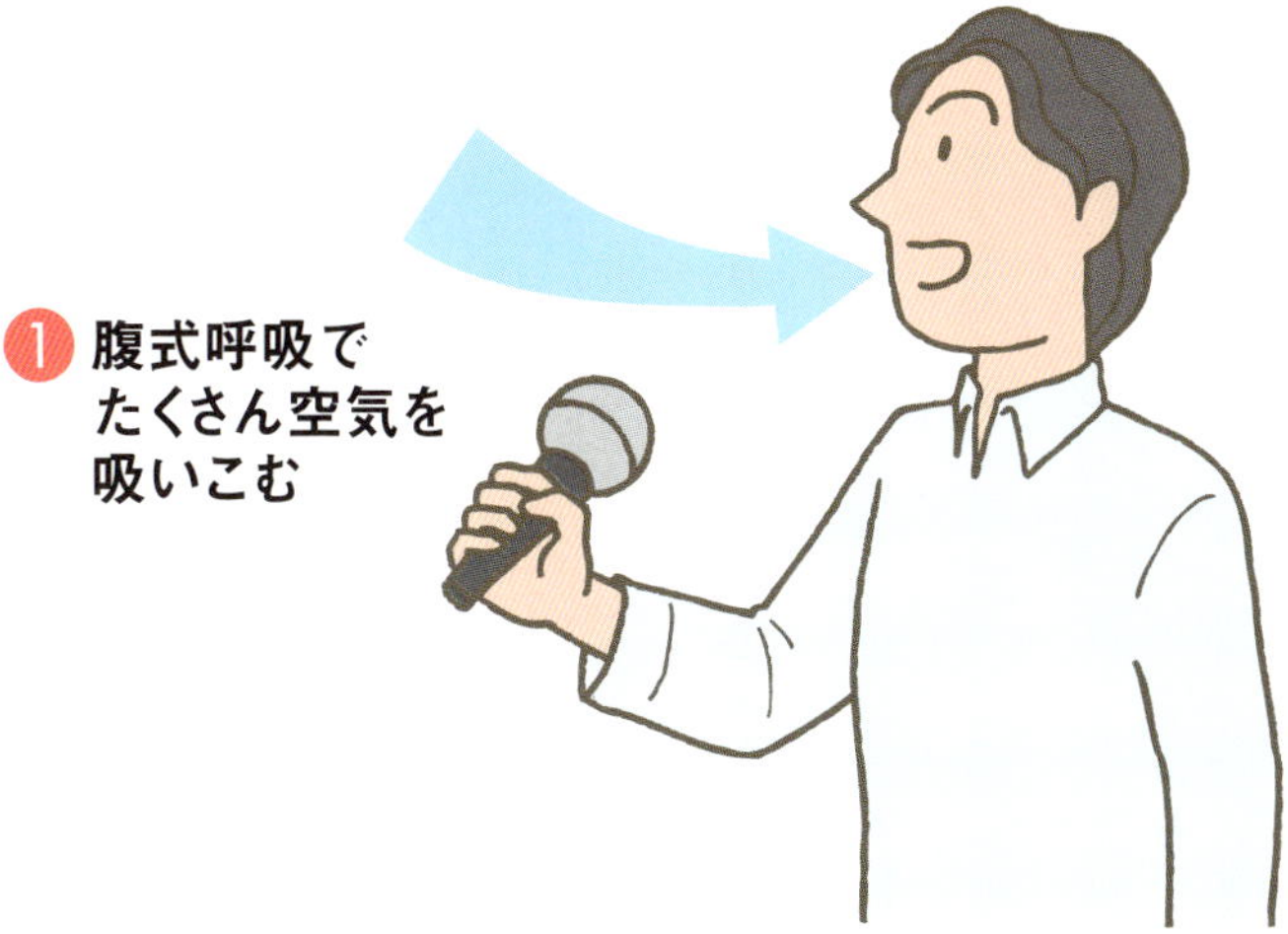

① 腹式呼吸でたくさん空気を吸いこむ

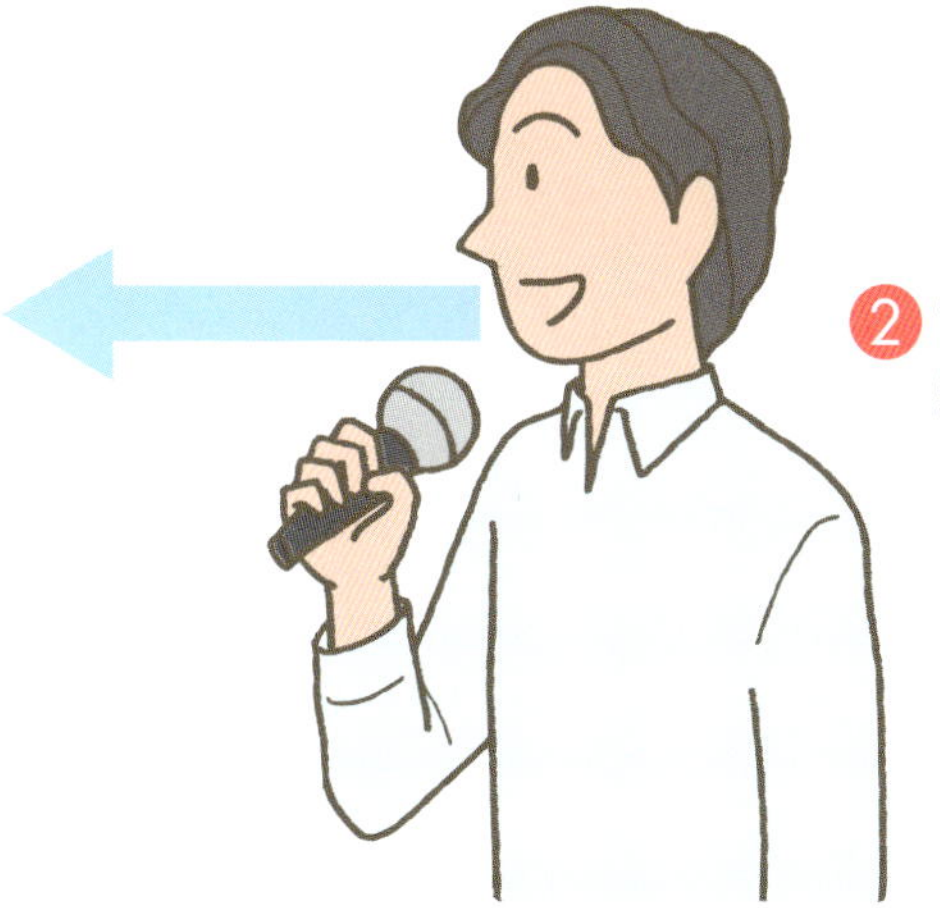

② 前に「ハァー」と遠くへ押し出す

3 高音を出すときは眉を上げる

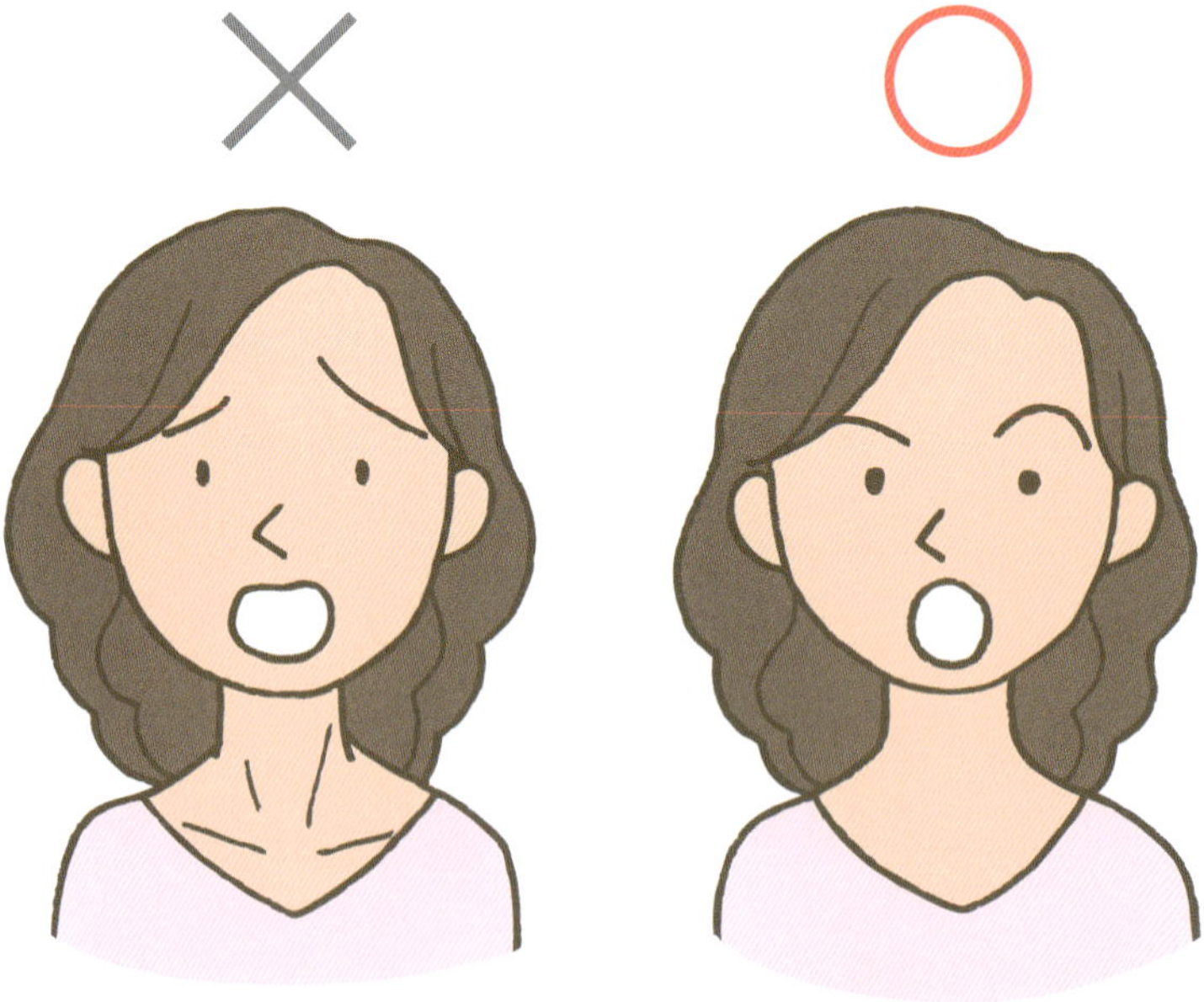

4 感情表現をアップする

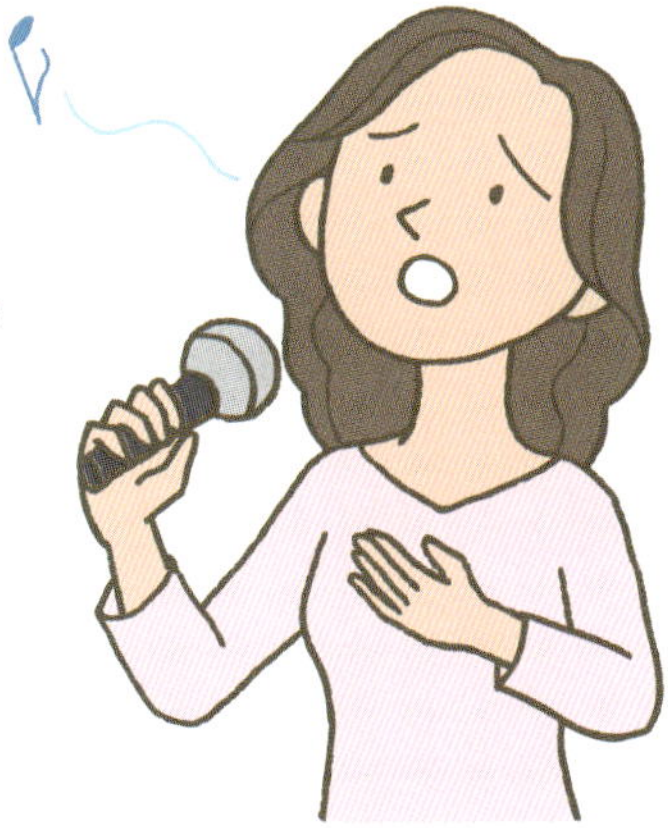

❶ 切ないときは
切ない表情で

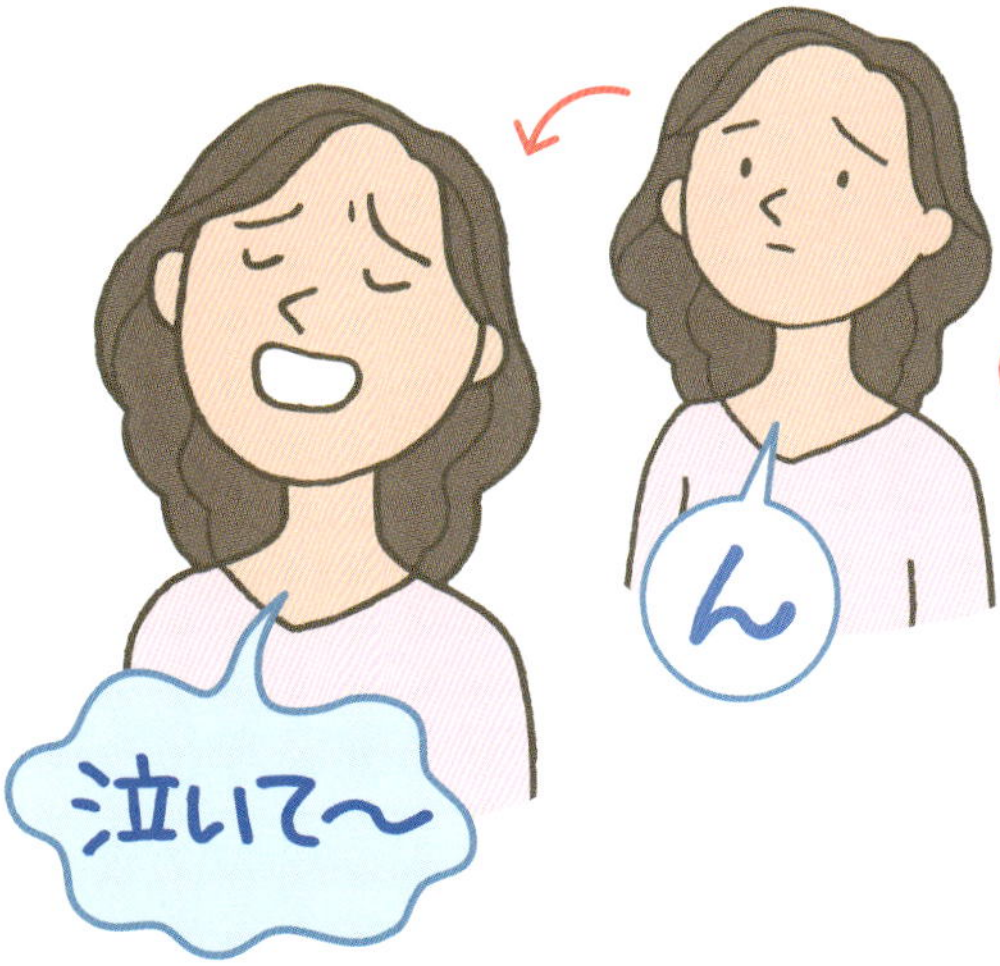

泣いて～
ん
❷「ん」から
歌い始める

本書の読み方

本書は前半の1章と2章が歌うことの健康効果を学ぶページ、後半の3章と4章は健康効果を高めるために歌が上手くなる方法を学ぶページで構成されます。健康効果をしっかり学んでからという人は前半から読み始めるほうがいいですし、早く上手く歌えるようになりたいという人は後半から読み始めてもかまいません。

歌うことの健康効果を知りたい人は

早く上手く歌えるようになりたい人は

はじめに

誰でも楽しくできる簡単健康法

みなさん、歌を歌っていますか。

歌うのが好きで、よく友だちとカラオケに行くという人もいるでしょう。歌はどうも苦手だという人も、気分がいいときや機嫌がいいときに、知らず知らず鼻歌を口ずさんだりするのではないでしょうか。

ご存じのように、歌うことでストレスを発散したり、気分を切り替えたりすることができます。ですが、歌の効能は、それだけではありません。

ちゃんと歌うだけで、次のような健康効果が医学的に明らかになっているのです。

●老化の防止――口をよく動かすことは老化を食い止める効果がある

●感染症の予防――唾液の分泌量が増えると感染症にかかりにくくなる

●嚥下機能低下の防止――飲み込む力を保ち、誤嚥性肺炎のリスクを抑える
●認知症予防――脳に刺激を与えると認知症予防になる
●免疫力アップ――六〇兆の細胞に働きかけることによって免疫力が向上する
●自律神経が整う――交感神経と副交感神経のバランスが整う

世の中には、いろいろな健康法があります。でも、実はどれも大変なことばかりです。たとえば、毎日一万歩を歩くだけでいい、とよく言います。でも、一日一万歩を毎日続けるのは大変。ほとんどの人が挫折しているのではないでしょうか。

ところが、歌うことなら、そんなに大変ではありません。むしろ上手に歌えるようになれば、楽しくて仕方がなくなるはず。1日1曲歌うだけですから、無理なく毎日続けられるでしょう。

もちろん一人でも歌えますし、仲間と一緒に歌ったらさらに楽しい時間を過ごせます。歌うことは、楽しみながら自分の体を自分で守る、とても簡単な健康法なのです。

さらに、歌うことによる健康効果は、上手く歌えるようになればなるほど、どんどん高まっていくことがわかっています。

たとえば、声量をアップしたり、高音から低音まで音域を広げるために腹式呼吸による発声法をマスターすると、思い通りに歌えるようになるだけでなく、歌うだけで体幹トレーニングになります。

また、感情を込めて歌えるようになると、聞いている人を感動させられるだけでなく、免疫機能を高めるホルモンの分泌が増えます。

上手く歌えるようになると、それに比例して自分自身の体はどんどん健康になります。なにより、これまでより歌うことが好きになって、率先して歌いたくなります。歌うことが習慣になれば、歌うことで得られる健康効果はますます高まっていくのです。

「歌は万病に効く」

1日1曲の歌は、あなたを薬から遠ざけてくれるでしょう。しかも、お金はほとんどかかりません。それどころか、家族や友人との絆を深めることにもなります。

本書では、四人の専門家に、歌うことで得られる健康効果や、実際に歌が上手くなる方法について、わかりやすくお話ししていただきました。

第一章は、鶴見大学歯学部教授の斎藤一郎先生による、歌が与える口腔環境への影響や、全身への健康効果についてのお話。

第二章は、医療法人健身会理事長の周東寛先生による、医学、脳科学、心理学の側面から見た、歌うことの健康効果についてのお話。

第三章は、ボイストレーナーのＥＩＭＩ先生による、歌が上手くなる腹式発声の身につけ方についてのお話。

第四章は、カラオケのバックに流れるガイドヴォーカルを二〇〇〇曲以上担当した、スタジオヴォーカリストの田才靖子先生による、歌が上手くなるための簡単なテクニックについてのお話です。

一章、二章で歌の健康効果について理解したら、三章、四章を参考に、さっそく歌の練習を始めてみましょう。

気持ちよく歌えるようになれば、毎日でも歌いたくなります。それが、健康で長生きするために欠かせない、すごい生活習慣になるのです。

超高齢社会を迎え、健康寿命に対する意識が高まってきています。健康寿命とは介護の助けを借りずに自立して生活できる期間のことをいいます。平均寿命と比べると、男性なら約九年、女性なら約一二年も短くなります。

長生きできたとしても寝たきりはいや。

そのためにも、今日から１日１曲歌うことを習慣にしてみませんか。

CONTENTS

第2章

歌えば幸せホルモンが分泌する

CONTENTS

第3章 コア×ボイストレーニング 103

第4章

歌の健康効果を高める方法②

幸せホルモンがどんどん出てくる歌い方 145

CONTENTS

第5章 私は歌を歌って健康になりました 175

第1章

歌って老化を食い止める

第1章では、抗加齢歯科医学研究会を設立し、
アンチエイジング医学の歯科・口腔領域の第一人者である
鶴見大学歯学部の教授・斎藤一郎先生に、
歌うことで口の機能が改善されることや、
それによって得られる全身への健康効果について
話していただきます。

なぜ歌うと健康になるのか？

歌を歌うと、

1 唾液が増えて、感染症に強くなる

唾液には、ウイルスや細菌から体を守ってくれる働きがあります。

2 唾液が増えて、体のサビを除去する

唾液には、体のサビを除去する物質が含まれています。

③ 唾液が増えて、ドライマウスを予防する

高齢になると、唾液の分泌が減る傾向があります。

④ 認知症を予防する

歌うと、唾液が増えて認知機能が向上します。

⑤ ストレスが改善する

歌うと、ストレスを感じると増えるホルモンが減少します。

6 噛む力が鍛えられる

歌うと、口を動かす筋力が向上します。

7 飲み込む力が鍛えられる

歌うと、飲み込む筋力が向上します。

8 免疫力が高まる

歌うことが習慣になると、病気への抵抗力が上がります。

歌うこと、すなわちアンチエイジング

歌うことで、老化現象のひとつである「口の機能低下」を維持・向上できます。口だけとあなどってはいけません。口の機能が衰えると、その影響は体全体におよびます。

人が衰えを感じるのは四〇代からといいます。日本の平均寿命は男性が八〇・二一歳、女性が八六・六一歳ですから、ほぼ折り返しとなる年齢から「老い」を感じることになります。

しかし、四〇代の頃の老いはそこまで深刻ではなく、「階段を上ると息切れするようになった」「疲れがなかなか抜けない」「若い頃と同じように動けない」など、日常生活の中で二〇代、三〇代の頃とは違う自分に気づき始める程度。病院通いの生活や寝たきり状態などに対する危機感はほとんどないと思います。

もう少し年齢を重ねると、そうした運動器の衰えだけでなく、「目」と「口」にも老いを感じるようになります。おそらく多くの人に共通する現象でしょう。

先に衰えを感じるのは目だと思います。**目の衰えをはっきり自覚できるのが、近くのものが見えにくくなる老眼です。**個人差はありますが、四〇歳を過ぎたあたりから「あれ?」と思い始める方が多いようです。現段階では老眼を治療する方法は確立されていないため、遅かれ早かれ、誰もが加齢とともに老眼になります。

●歯が抜ける、噛む力が弱くなる、唾液量が減る

目の次に老いを感じるのが口です。

亡くなるまで自分の歯だけで噛み続けられる人もいますが、多くの人が抜けた歯の代わりに義歯（入れ歯）を入れ、その数が少しずつ増えて最後は総入れ歯という状態になります。

残念ながら、自分の歯で噛めなくなると脳への刺激が少なくなり、以前と同じように食べることを楽しめなくなるといいます。また、義歯のお世話になり始めると、脳

の老化が進むこともわかってきています。

加齢による口の機能低下は歯が抜けるだけではありません。**足や腕の筋肉が加齢とともに衰えるように、口を動かす筋肉も衰えてきます。**そして、後ほど詳しく話しますが、**唾液の分泌量も低下してきます。**著しく減少すると口の中が乾いてしまう「ドライマウス」という病気を発症することもあります。実際、ドライマウスの患者さんは、更年期以降の女性が多数を占めています。

●食が細くなる、会話が減るのは老化の始まり

口の機能が衰えると、生活の質が落ちて、肉体的にも精神的にもダメージを受け、老化のスピードが速まることがわかっています。というのは、口は食べる、味わう、飲み込む、話すといった人間の欲求をつかさどる大切な器官だからです。

「食が細くなった」というのは、高齢者の間でよく使われる言葉です。逆に、**高齢でもよく食べよく飲む人は、「まだまだ若い」といわれる**ものです。

また、**話すことも若々しさを維持するために大切なこと**で、独り暮らしで話し相手がいない高齢者は、老け込むスピードが速いといわれています。

女性が男性より平均寿命が長いのは、コミュニケーションの量が関係していると主張する人がいますが、たしかににぎやかに話している高齢の方は、どちらかというと女性が多いような気がします。話している内容はともかく、口の機能を維持するという意味では、話す会話の量が大切なのかもしれません。

話すという行為は、想像以上にエネルギーを消費します。病気で寝込んだり、ハードな仕事で疲れているときは誰とも話す気になれないものです。家族や友人と楽しく会話ができるのは、それだけ健康な証なのです。

歌うと唾液の分泌量が増える

口の機能を支えるのは、丈夫な歯や歯のまわりの歯肉と元気な口の筋肉、そして、十分な唾液です。歌うことで、これらの口の機能すべての状態が改善されることがわかってきました。

研究では六〇歳以上の男女を対象に行いました。方法はカラオケで三曲歌ってもらい、歌う前と歌った後の変化についていくつかの検査を行います。

検査は、安静時テスト、ガムテスト、サクソンテストの三種類。三種類のテストすべてにおいて、**歌う前より歌った後のほうが唾液量の分泌が増えました。**しかも、**歌の好き嫌い、上手く歌えたか歌えなかったかに関係なく、唾液量の増加が確認できました。**つまり、歌えば、歌の好き嫌いに関係なく誰でも唾液の分泌量が増えるということです。

図①「唾液分泌量に関する研究成果」

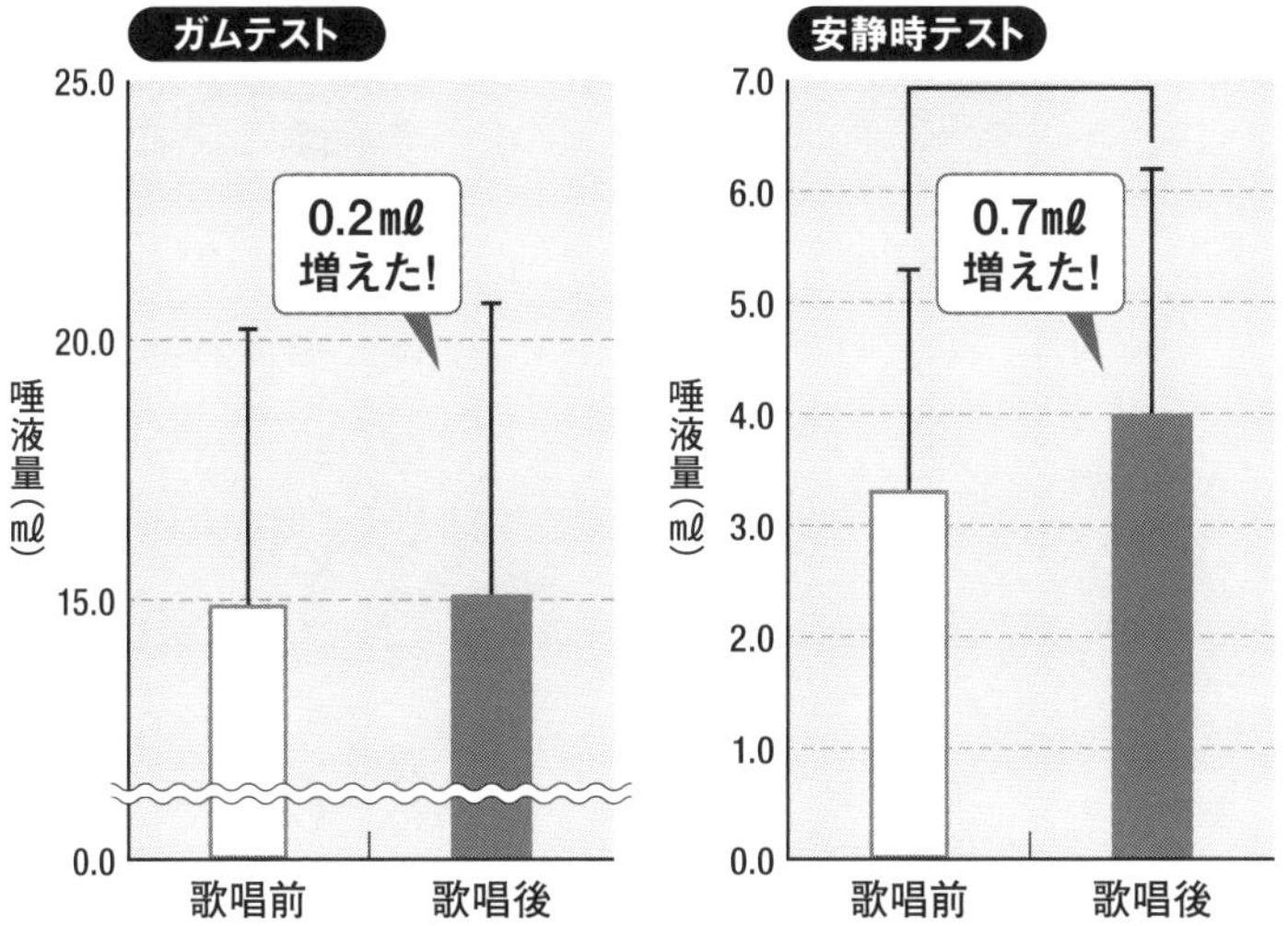

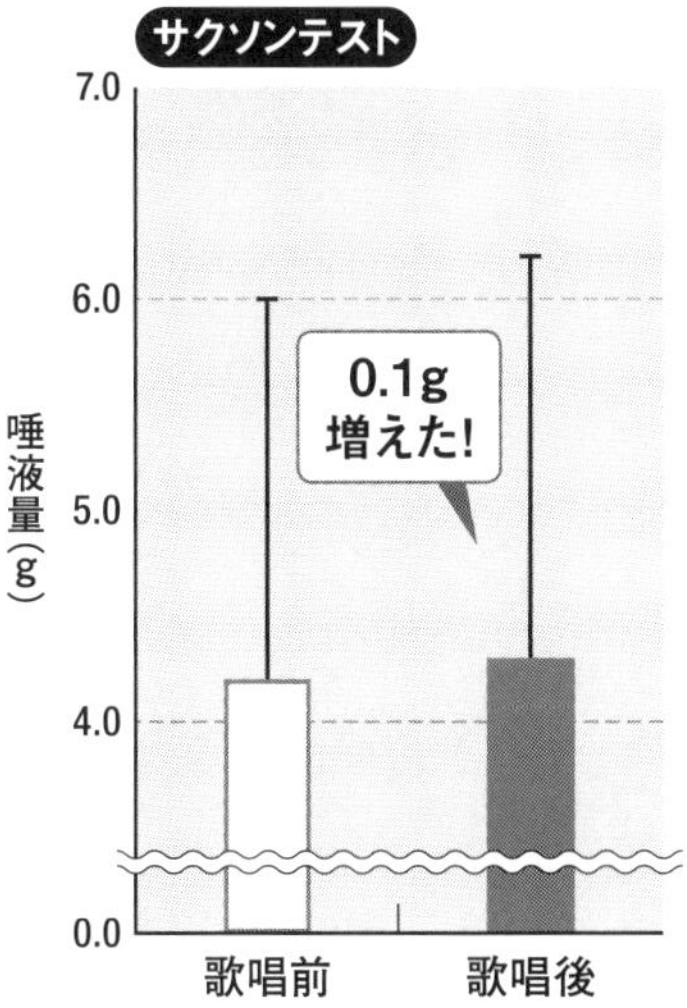

安静時テストは、イスに座って、咀嚼せずに自然に流れ出てくる唾液を採取して行います。ガムテストは、ガムを噛みながら唾液を採取して行います。サクソンテストは、ガーゼを噛んでガーゼに吸収された唾液量を測定します。

健康生活に欠かせない唾液

唾液には、食べ物を飲み込みやすくしたり、話すときに言葉を発音しやすくしたりするだけでなく、体の機能を回復・維持するための多くの成長因子や抗菌物質が含まれています。

唾液の役割でもっともよく知られているのは消化作用でしょう。唾液に含まれる酵素のひとつであるアミラーゼが、ごはんやパンなどのデンプン質を分解して麦芽糖に変えます。

そのほかにも唾液にはいろいろな役割があります。洗浄作用、抗菌作用、歯の保護作用、歯の石灰化作用、粘膜保護作用、粘膜修復作用、免疫作用など、どれも体にとって大切な役割になります。

こうした役割を果たすために、**健康な人であれば、一日に一・五リットルの唾液が**

出るといいます。大きなペットボトル一本分の量です。

●唾液はウイルスや細菌から体を守ってくる

唾液には、抗菌作用、粘膜保護作用、粘膜修復作用という体を守る役割があります。

唾液には抗菌物質が含まれていて、体内に入ってくる細菌やウイルスを撃退する働きを持っています。とくにリゾチームはたんぱく質を分解するだけでなく、外部からの病原菌の侵入を抑え、口の中の雑菌の繁殖を防ぐ働きがあります。

またラクトフェリンは天然の抗生物質と呼ばれて注目されている物質で、C型肝炎や胃潰瘍の原因となるピロリ菌退治に効果があるとされています。また、風邪、インフルエンザ、肺炎など、さまざまな感染症予防にも効果があります。

唾液にはムチンという物質が含まれていて、ムチンには食べ物を包み込むオブラートのような働きがあります。刺激性の強いものや熱い食べ物もムチンがくるんでくれるので、のどや食道、胃が傷つけられるのを防ぐことができます。小さい頃に**「よく噛んで食べなさい」**と言われた記憶があると思いますが、それは食べ物を細かくするだけでなく、**唾液の分泌をよくして胃や腸をいたわるという意味もあった**のです。

納豆やオクラなど、ネバネバした食べ物は体にいいといわれますが、そのひとつの理由はムチンを多く含んでいるからでもあります。

「なめたら治るから」。

転んだり、ぶつけたりしてすり傷をつくったとき、そんなことを言われたことがあると思います。これにはたしかな医学的根拠があります。唾液にはEGF（Epidermal Growth Factor／上皮成長因子）と呼ばれる物質が含まれています。EGFは皮膚や髪の毛、口や胃の粘膜、血管などの傷を修復する成分のことです。つまり、**傷口をなめるとEGFが供給され、傷口が修復される**というわけです。

図②「唾液の役割」

❶ 消化作用	唾液中に含まれる消化酵素がデンプンを分解し、消化しやすい形にします。
❷ 抗菌作用	唾液中に含まれる抗菌物質が、口から体内に入ってくる細菌やウイルスを撃退し、雑菌の繁殖を抑えます。
❸ 粘膜保護作用	唾液中に含まれる物質が、食べ物を包み込み、のどや食道、胃を傷つけにくくしてくれます。
❹ 粘膜修復作用	唾液中に含まれる成長因子が、傷ついた粘膜をきれいに修復してくれます。
❺ 歯の保護・石灰化作用	唾液の持つ抗菌作用によって歯や歯周病から守り、歯の表面のエナメル質を修復（再石灰化）してくれます。
❻ 潤滑・湿潤作用	食べたり、話したりするときに口の中が傷つかないように、口の中を潤してくれます。
❼ 洗浄作用	口の中を清潔に保つために、唾液を分泌して口の中を洗い流してくれます。
❽ 緩衝作用	唾液中の物質によって、飲食後に酸性に傾きがちのｐＨを中性に保とうとしてくれます。

唾液が増えると認知症予防につながる

唾液にＥＧＦという物質が含まれている話をしましたが、これを発見したアメリカのスタンリー・コーエン氏は、同時にＮＧＦ（Nerve Growth Factor／神経成長因子）という物質も唾液腺から分泌されることを発見しました。それが一九八六年にノーベル医学・生理学賞を受賞した理由でもあります。

ＮＧＦには、神経細胞の修復を促す作用、神経細胞の生存を維持する作用、脳の損傷を修復する作用、脳神経の機能を回復し脳の老化を防ぐ作用などがあります。ＮＧＦは唾液に多く含まれていて、唾液を通じて全身にまわるとされています。

年を取るともの覚えが悪くなりますが、これは脳神経が障害されることが原因と考えられます。この現象は、じつは若い人にも起きています。しかし、若い人が高齢者と違うのは、神経線維が壊れないように維持する力や壊れた神経線維を修復する力があるところです。

つまり**高齢の方でも唾液の分泌量が増えてNGFが多くなれば、それだけ脳細胞が破壊されにくくなり、破壊された細胞が修復されやすくなると考えられます。**唾液が十分に分泌されると、認知症予防にもつながると言えそうです。

よく噛めなくなると老化のスピードが加速されるのは、直接的な脳への刺激がなくなるだけでなく、噛めなくなって唾液の分泌量が減ることでNGFも大幅に減ることが予想されます。

●唾液は老化の天敵「活性酸素」を除去する

唾液には活性酸素を除去するさまざまな物質も含まれています。

活性酸素とは、酸化力の強い酸素のことで、体内に取りこまれた酸素の約二%が活性酸素に変わるといわれています。非常に毒性が強く、体内に侵入してきたウイルスや細菌を退治してくれますが、必要以上に増えると、健康な細胞まで酸化してしまうことになります。

つまり、**活性酸素が増え過ぎると、体の中がさびていくことになる**のです。これが、活性酸素が老化を早める元凶といわれる理由です。食品添加物や紫外線、電磁波といった環境因子に加えて、たばこやストレス、睡眠不足などの生活習慣が活性酸素を発生させることがわかっています。それを抑える可能性があるのが、唾液に含まれる活性酸素を分解・除去する物質なのです。

ドライマウスの患者数は全国に約八〇〇万人

高齢になると唾液の分泌が減る傾向があります。それが、高齢の方が病気にかかりやすくなる要因のひとつと考えられます。

そもそも老いるとは体から水分が失われることだという見方があります。

人間の体の約六〇%は水分です。この数字は成人のもので、生まれたての赤ちゃんは八〇%が水分だといわれます。そして加齢とともに水分が失われていき、高齢になると五〇%くらいにまで減少するといわれています。

唾液も同様に減少します。その理由は、**すべての外分泌腺が加齢とともに生じる病気によって障害されるからです。自分の歯がなくなって噛む力が弱くなると、唾液量はさらに減る**ことになります。

ただし、減少するといっても、激減するとか、まったくなくなるわけではありません。さらにいえば、高齢だからといっても、唾液腺を含めた外分泌腺はしっかり残っています。

●口が乾くのは病気かもしれない

ここで、唾液の量が減るのは老化現象だけではないことについてもお話ししておきます。「口が乾くのは年取ったから仕方がない」のではなく、もしかすると、それは病気かもしれないのです。

それでは、次ページの項目に該当するかどうか確認してみてください。

図③「あなたはドライマウス?」

それでは以下の項目に該当するかどうか
確認してみてください。

- ❶ 口の乾きが三か月以上続いている ☐
- ❷ あごの下が繰り返し、あるいはいつも腫れている ☐
- ❸ 乾いた食べ物を飲み込む際に、しばしば水を飲む ☐
- ❹ 水をよく飲む ☐
- ❺ 夜間に起きて水をよく飲む ☐
- ❻ 乾いた食品が嚙みにくい ☐
- ❼ 食物が飲み込みにくい ☐
- ❽ 口の中がネバネバする ☐
- ❾ 口の中が粘って話しにくい ☐
- ❿ 口臭がある ☐
- ⓫ 義歯で傷つきやすい ☐

いくつか該当する項目があったとしたら、あなたはドライマウスかもしれません。ドライマウスとは唾液が何らかの原因で出なくなる、もしくは分泌量が減少する病気です。

日本にどれくらいの患者がいるのかというと、医学的根拠に基づいた大規模な疫学的調査が行われていないので正確な数字ははっきりしませんが、推測することは可能です。

まず大胆な数字からいくと、**欧米の疫学調査では、人口の約二五％**がドライマウスに罹患しているとの報告があります。単純計算すると、**日本には約三〇〇〇万人のドライマウス患者がいることになります。**

他に考えられるのはドライアイの患者数です。**ドライアイ**は涙の分泌に異常をきたし、目の表面が乾いてしまう病気です。**日本には潜在患者を含め、約八〇〇万人**いるといわれています。目が乾く現象は、ドライアイの患者でなくてもパソコンを使う人のほとんどが経験していると思います。実際、パソコンなどモニターやディスプレイを使って仕事をしている人の三人に一人はドライアイだったという調査結果もあります。

このドライアイの症状を持つ方の多くがドライマウスの症状を持つといわれます。つまりドライマウスの患者は、潜在患者も含めて約八〇〇万人ぐらい存在するといってもいいと考えられます。

もうひとつ推測可能のは、**シェーグレン症候群の患者数**です。シェーグレン症候群とは、目や口の乾きを主な症状とする自己免疫疾患です。**日本では潜在患者も含めて四〇～五〇万にいると推定されています。**この病気のほとんどの患者がドライマウスと同じ症状を訴えているため、日本でのドライマウスの患者数は少なくとも四〇～五〇万人はいると想定されます。

ドライマウスは高齢者に多い

ドライマウスの正確な患者数は難しいところですが、ここ数年で急激に増えているのは事実です。そのひとつの理由は、ドライマウスと認定される患者が顕在化してきたことです。

じつはドライマウスは、ゼロストミアと呼ばれ、古くからあった疾患です。ただ、当時は「口が乾く」という症状として認識されていただけで原因が特定できずにいました。しかし、今の医療では生死にかかわることだけでなく、生活の質を高めることも求められるようになったことで、生活の質を著しく低下させる「口の乾き」も病気として認識されるようになってきたのです。

糖尿病、腎不全、放射線障害、脳血管障害、筋力の低下、薬の副作用、ストレス、シェーグレン症候群……。これらがドライマウスの原因と考えられています。単独の原因でドライマウスを引き起こすこともありますが、複合してドライマウスの症状をもたらすこともあります。

ドライマウスの患者は年齢性別を問わず増えてきていますが、その割合の多くは中高年になります。咀嚼筋や口輪筋、咬筋など口のまわりの筋力が衰えることで咀嚼する力が弱まり、唾液の分泌が少なくなることも原因の一つです。

●中高年のドライマウスの原因は薬の副作用とストレス

そのほかの理由として考えられるのは、ストレスと薬の副作用です。

定年退職して悠々自適な生活になるとストレスから解放されそうですが、そうともいえないのが現代社会。会社でのストレスからは解放されますが、社会や地域から孤立すると精神的な負担がかかってきます。また、配偶者や家族を亡くすという衝撃的なことが起きると強いストレスを受けて、それがきっかけでドライマウスの症状を示すこともあります。

口の乾きが一過性のものであっても、慢性的なストレスが続けば、ドライマウスも慢性的に続くことが十分に考えられます。現代社会はストレス過多の時代ですから、今後、ますます患者さんが増えることが予想されます。

薬の副作用も、高齢者にドライマウス患者が多い大きな要因です。副作用としてドライマウスをもたらす薬剤は多様で、降圧剤、利尿剤、抗ヒスタミン剤、抗うつ剤、向精神薬、鎮痛剤、睡眠薬などなじみのあるものばかりです。日本の医療においては、近くの診療所やクリニックでも体の不調を訴えると薬を処方してもらえます。高齢になると、体のあちこちに不調が出てくるため、そのたびに医師に相談し、服用する薬が増えていきます。薬を飲めば飲むほど、ドライマウスの症状が現れるリスクは高くなります。

歌えばストレスが改善される

先ほど紹介した試験では、歌うことがストレスに与える影響も検証しました。

ストレスの変化は、採取した唾液に含まれるストレスホルモンの量を測定することで把握できます。ストレスホルモンはいくつかありますが、今回の試験では代表的なコルチゾールを検討しました。コルチゾールは副腎皮質から放出される糖質コルチコイドで、心理的また身体的に急性的なストレスを感じると量が増えます。

また、同時にストレスマーカーとして比較的多く研究に利用されている分泌型IgAも測定しました。これも、ストレスがかかると短時間で量が増えるとされています。

コルチゾールも分泌型IgAも、歌った後に減少しました。

つまり、歌えばストレスが改善されるということです。

ストレスへの影響度に関しては、二種類のアンケート調査も実施しました。

ひとつは、感情を調査するために開発されたアンケート調査（VASアンケート）で、質問ごとに、感情の程度を被験者に0〜100で回答してもらうものです。

設定した「爽やか」「安らぐ」「楽しい」「すっきり」「ほっとする」「リラックス」という項目すべてで、やはり歌うことの好き嫌いに関係なく改善しました。

もうひとつは、気分・感情を調査するために開発されたアンケート調査（POMS）で、質問項目に対して五段階評価で回答するものです。

設定した項目のうち、「緊張」「抑うつ」「怒り」「疲労」「混乱」の項目は点数が高いほど気分・感情の状態が好ましくなく、「活気」の項目は点数が高いほど好ましい状態であることを示します。

この調査でも、やはり**歌うことの好き嫌いに関係なく、気分・感情の改善を確認できました。**歌うことでストレスから解放され、前向きな感情になれるというのは、どうやら間違いないようです。

図④「唾液中成分に関する調査（コルチゾール・IgA）」

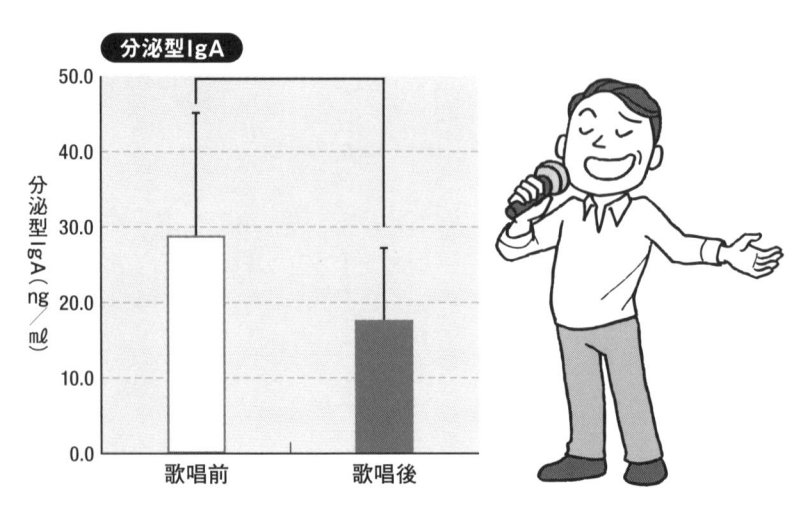

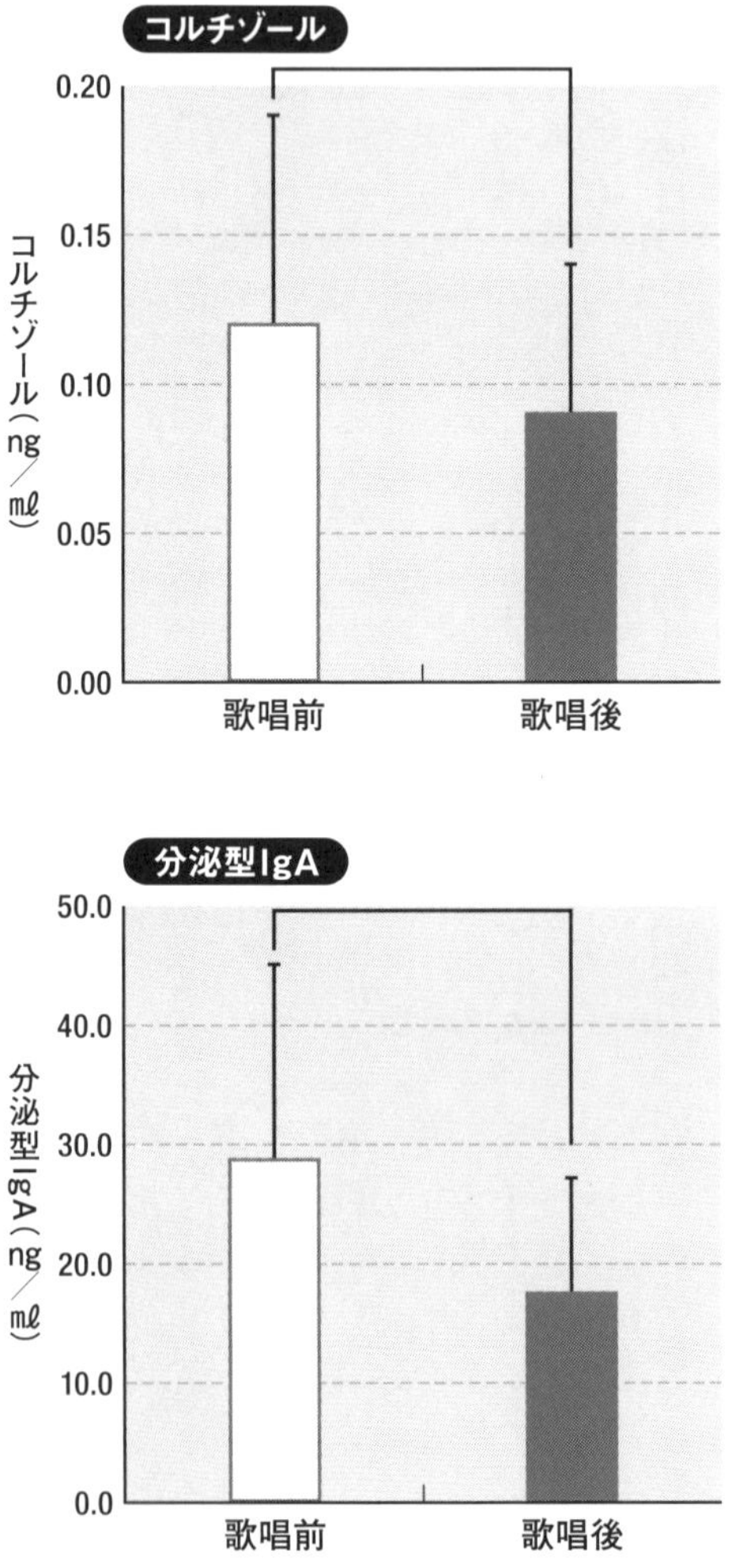

図⑤「アンケート調査」

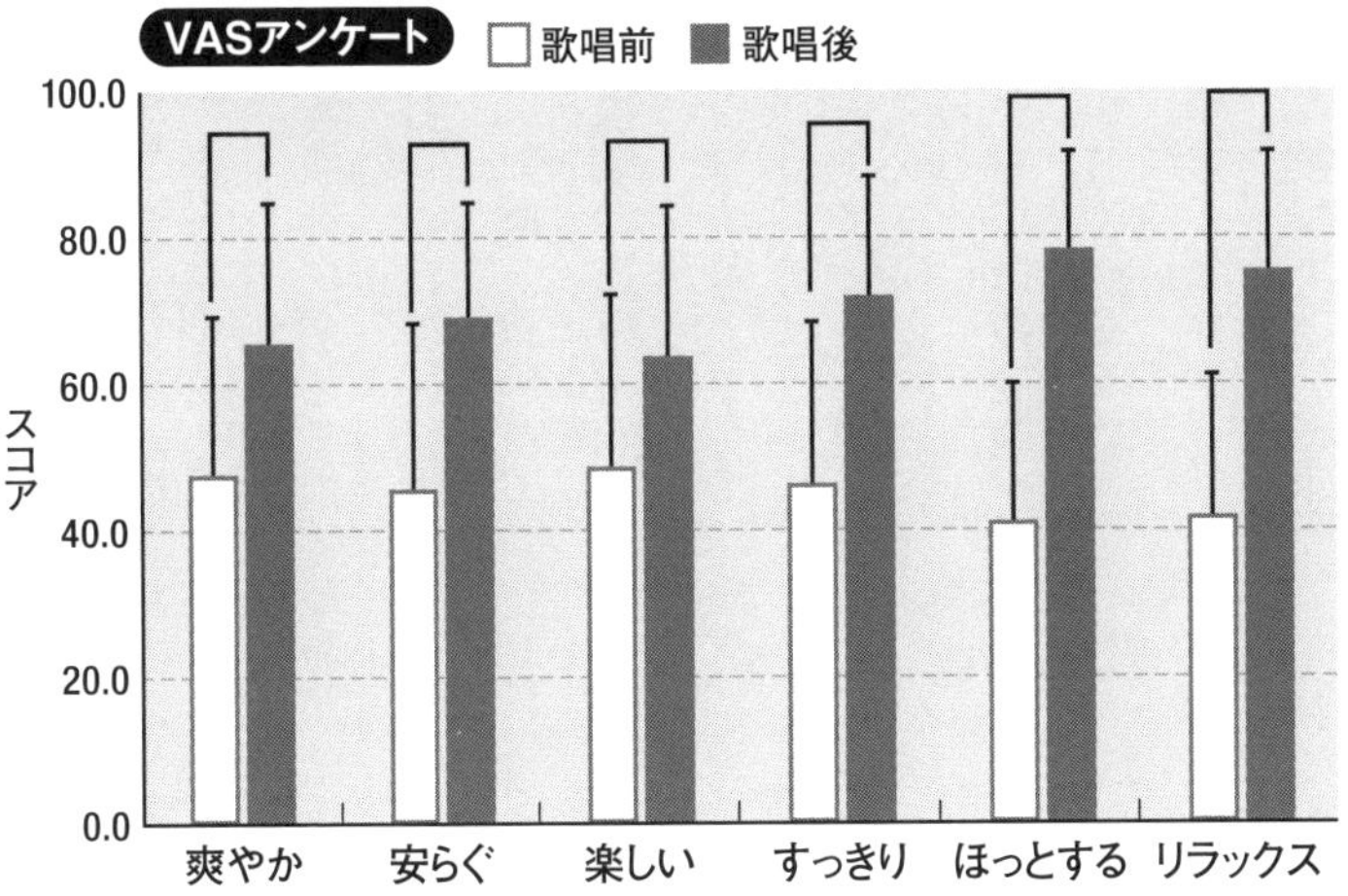

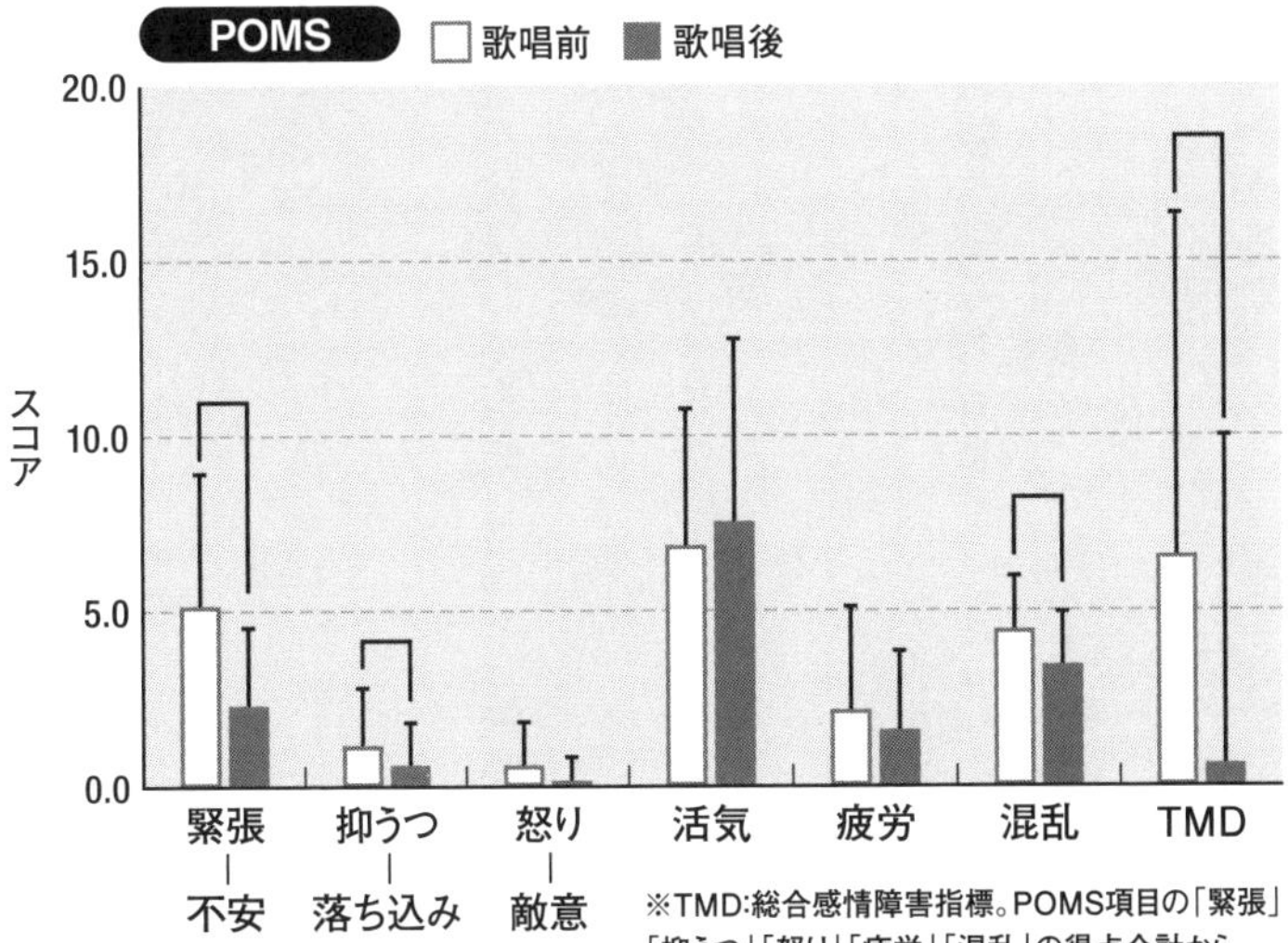

※TMD:総合感情障害指標。POMS項目の「緊張」「抑うつ」「怒り」「疲労」「混乱」の得点合計から「活気」の得点を引いた値。得点が低いほど、気分や感情が安定している状態を示す。

毎日歌えば、噛む力、飲み込む力が向上する

歌えば唾液量が増えて口腔環境がよくなるだけでなく、ストレスからも解放される。歌う効果はそれだけではありません。

先ほどの試験とは別に、日常的に歌うことの効果を検証してみました。試験期間は八週間。被験者には週四回程度カラオケで歌ってもらい、嚥下《えんげ》機能と免疫力に関する試験を行いました。

食べ物や飲み物を飲み込む動作を嚥下といいます。

加齢とともに口の機能が低下すると、この嚥下機能も弱くなります。そうなると、食道に送り出されるはずの食べ物や飲み物、それに絡んだ唾液が、空気が入るべき気管に入りやすくなります。

これを「誤嚥《ごえん》」といいます。それでも、吐き出す力があれば激しく咳をしたり、痰

として排出することができますが、嚥下機能が低下すると吐き出す力も弱くなるため、うまく排出できなくなります。

誤嚥で細菌が肺に入って炎症を起こしてしまうのが、高齢者の肺炎の七割といわれる「誤嚥性肺炎」です。**肺炎は日本人の死亡原因の第四位ですが、九四%は七五歳以上であり、九〇歳以上では第二位**に繰り上がります。

嚥下機能を維持することも健康で長生きするためには大切なことなのです。たとえ嚥下障害であったとしても、**十分な唾液で洗い流し菌を殺すことができていれば、肺炎の一歩手前で踏みとどまることができます。**逆に、唾液の量が十分に出ない状態になると、誤嚥性肺炎のリスクは一気に高まります。

口のまわりの筋肉も加齢とともに衰えます。口の筋肉が衰えるのも、嚥下機能低下の原因です。もちろん筋肉が衰えると咀嚼する力も弱くなるので唾液の分泌量が減るし、唾液が減ることでドライマウスになる確率も高くなります。

口の筋力が衰えてくると、しわやたるみが増えた、いわゆる「老人顔」になります。

同じ年齢でも若く見える人と老けて見える人がいますが、その印象を決めるのは顔であり、顔にあるしわやたるみです。顔の筋肉の七〇％は口に集中しています。つまり口のまわりの筋肉を維持することができれば、それだけ若々しい容貌を保つこともできるというわけです。

この試験で嚥下機能を検証するテストは二種類。反復唾液嚥下テスト（ＲＳＳＴ）では、三〇秒間に何回反復嚥下できるかを測定しました。咬合《こうごう》力テストでは、噛む力を専用機器を使って測定しました。

結果は、反復唾液嚥下テストも咬合力テストも数値が上昇。つまり、**日常的に歌を歌うと、口のまわりの筋力を増強させ、嚥下機能を向上させることになります。**

図⑥「嚥下機能（RSST・咬合力検査）」

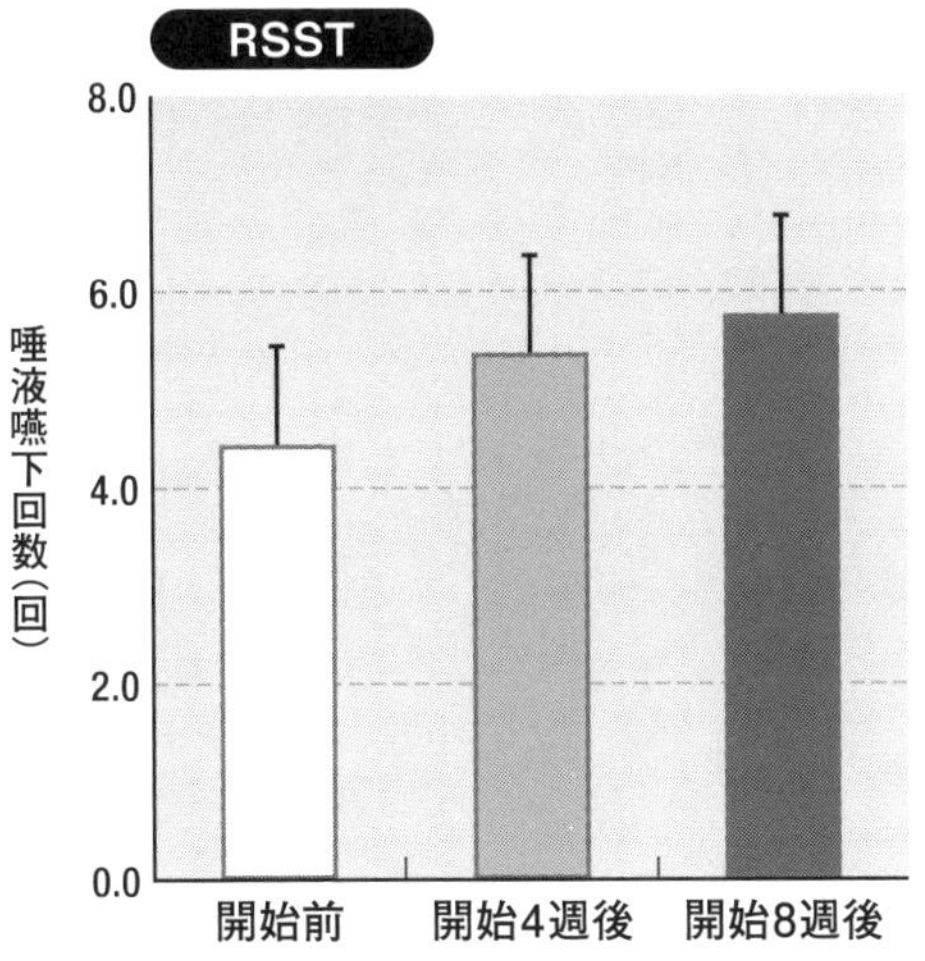

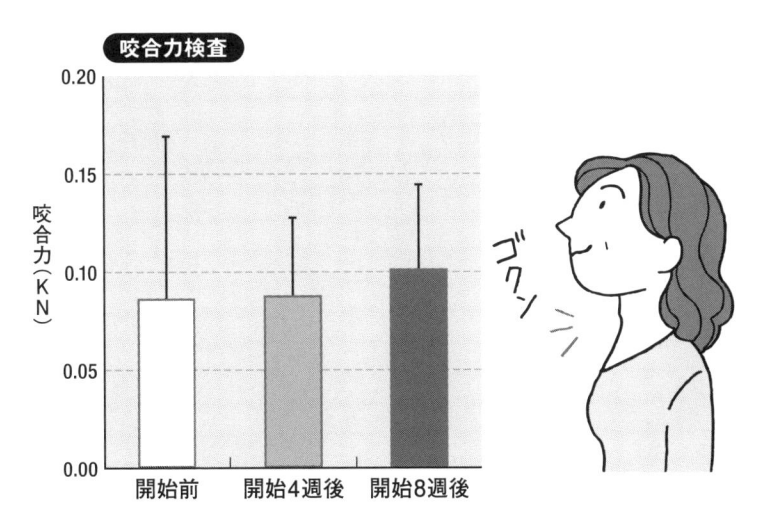

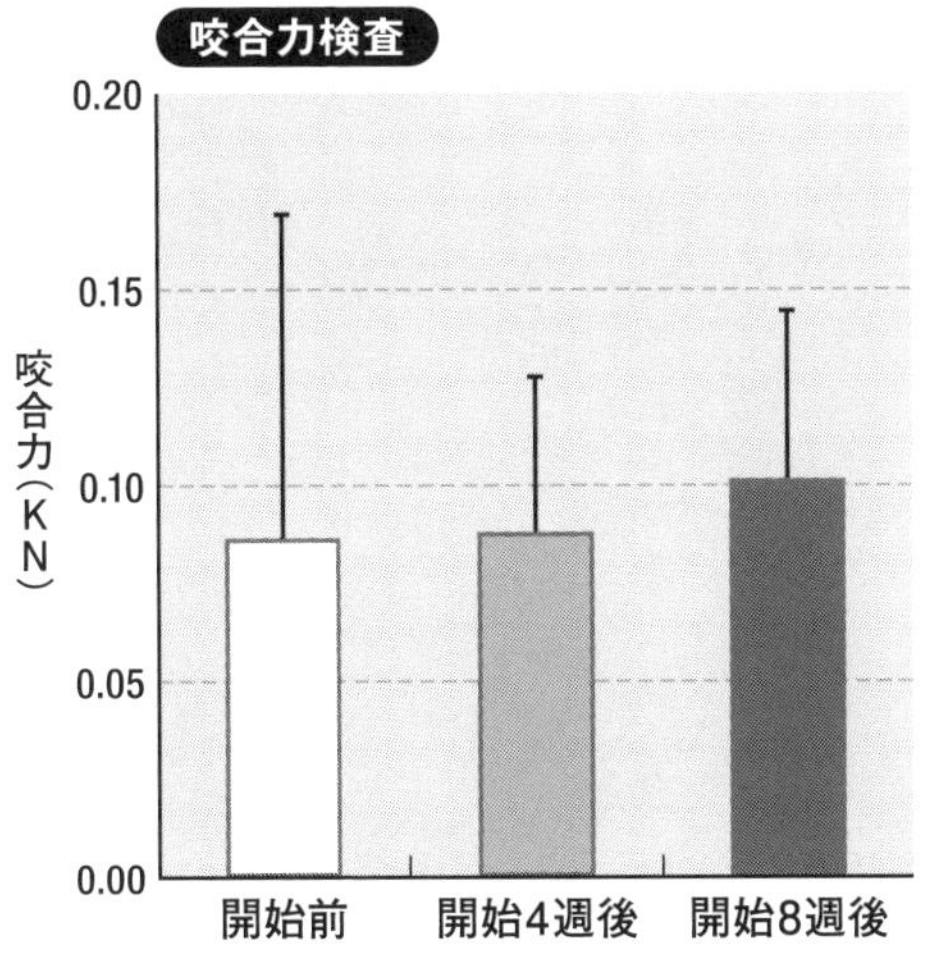

毎日歌えば、免疫力もアップする

歌を歌うと気持ちがすっきりして前向きになりますが、毎日のように歌うとさらに効果は高まるのでしょうか。

歌の長期効果を検証するテストは三種類。免疫力測定と視覚評価スケール（ＶＡＳ）、そして血液中のストレスマーカーです。免疫力測定は、免疫力に関するリンパ球の数や機能の七項目の免疫パラメーターを元に免疫力スコアとして評価しました。ＶＡＳでは、爽やか、安らぐ、楽しい、すっきり、ほっとする、リラックスの項目それぞれに、一定期間経過時のスコアを記録してもらいました。ストレスマーカーでは、さきほど紹介したコルチゾールに加えて、副腎皮質から分泌されるホルモンで、過度なストレスを感じ続けると増えるアドレナリンの増減を測定しました。

結果は、**歌うことで免疫力が強化され、前向きな感情を促進し、ストレスが改善されることがわかりました。ストレスに対しては短期的にも効果がありましたが、継続**

するとさらに効果が高まるということがいえます。

図⑦「免疫力測定・VASアンケートの結果・血液中ストレスマーカーの変動」

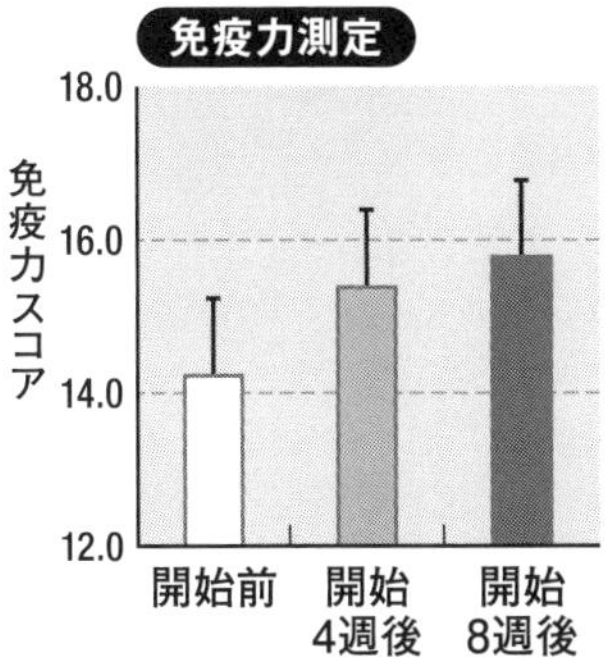

免疫力スコア	対策
21	現状を維持するように努力する
20～18	免疫力の改善対策がやや必要
14～17	免疫力の改善対策が必要
10～13	免疫力の改善対策が大いに必要
7～9	免疫力の改善対策が緊急に必要

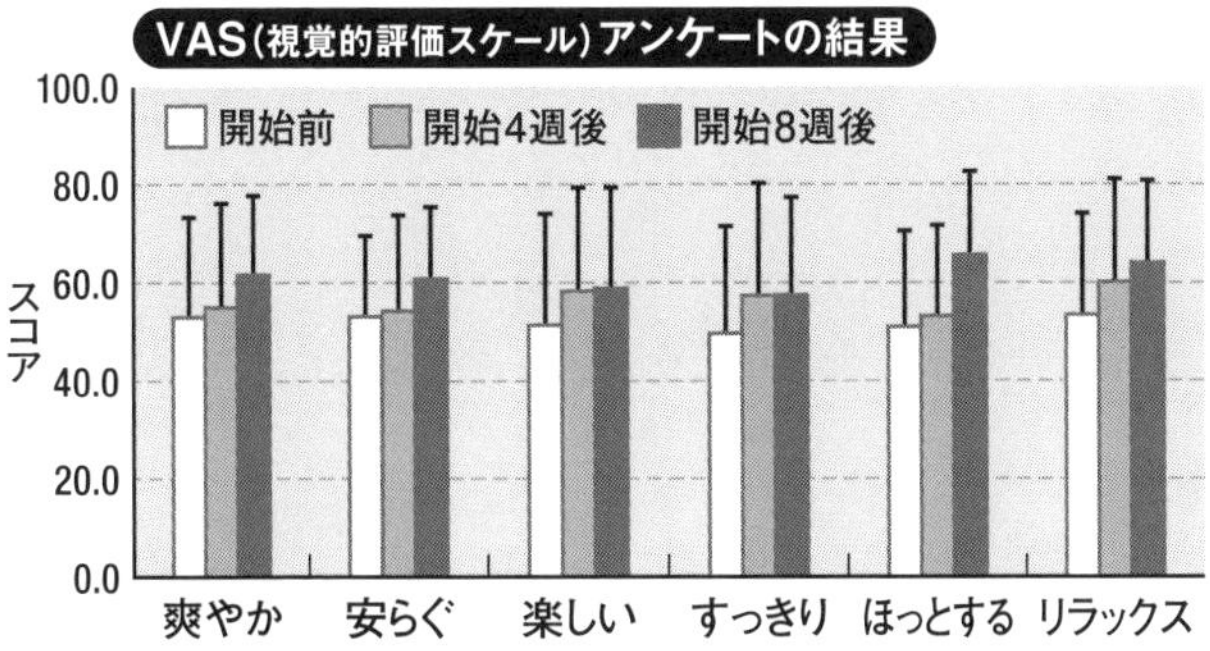

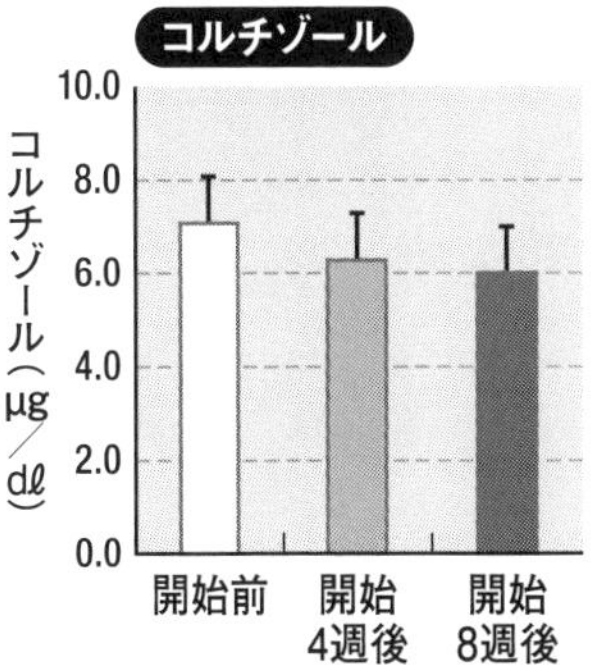

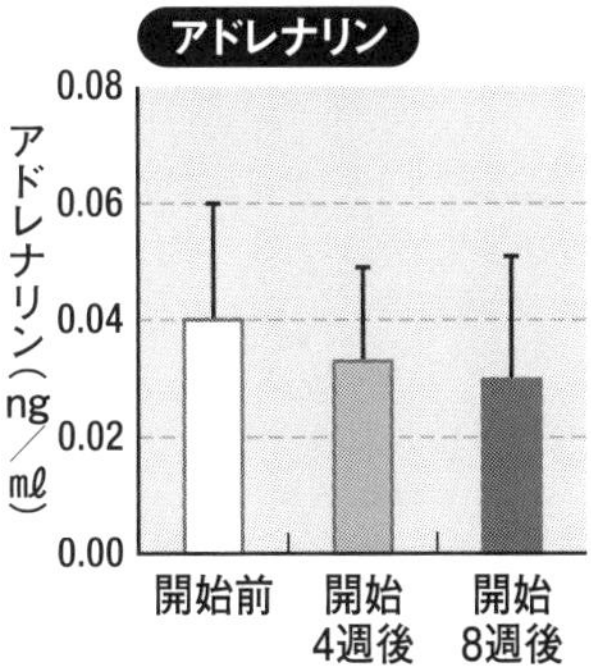

歌うことは老化を速める口の機能の低下を防ぐだけでなく、さまざまな体の不調の原因になるストレスをやわらげてくれます。免疫力が向上することで健康維持にもつながります。しかも、歌うことが習慣になると、その効果はさらに高まります。

健康で長生きしたいなら、歌うことを習慣にする。

歌うことは、苦しむこともなければ、副作用が起きることもない、誰にでもできる健康法です。

column 1

カラオケで被災地支援

東日本大震災から四年、被災生活のストレスなどによる震災関連死を防ぐために、被災者の心のケアを含めた健康の確保が求められています。その対策のひとつが、復興の遅れや仮設住宅での生活の長期化などで運動不足に陥り、体の機能が低下する「生活不活発病」に対する予防です。

そこに登場したのが、仮設住宅を巡回するカラオケカー。カラオケ最大手の第一興商とNPO法人「国連の友Asia-Pacific」が共同で進める被災地支援プログラムです。二〇一二年一月

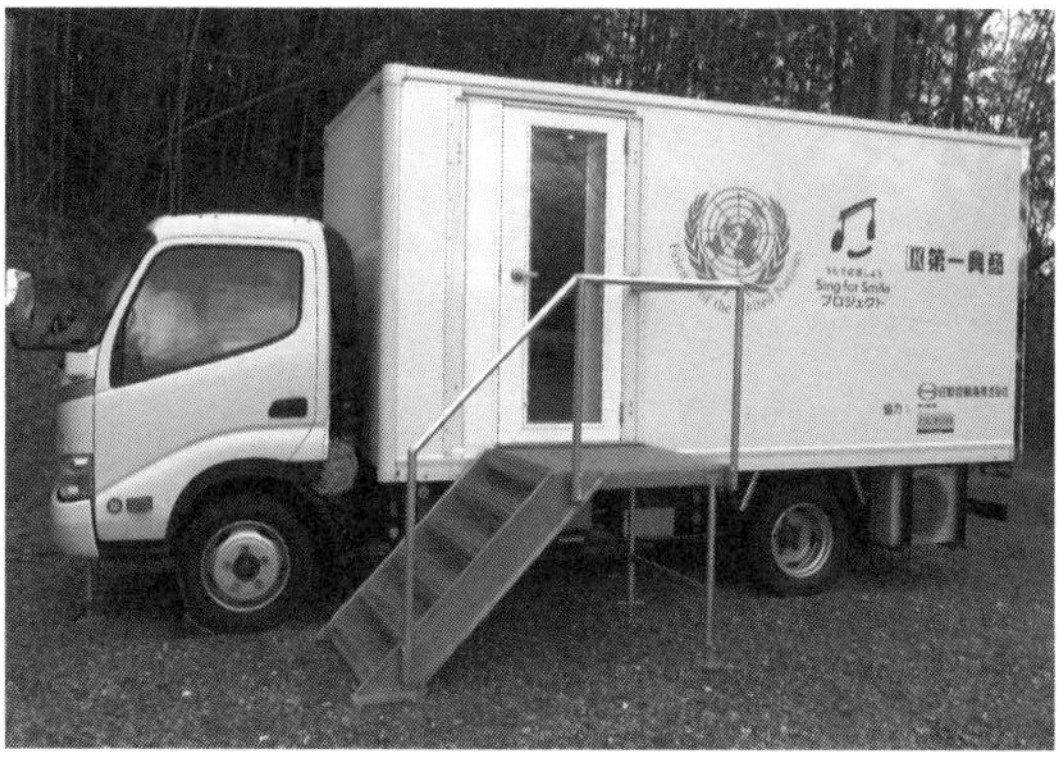

仮設住宅を巡回したカラオケカー。被災地における「生活不活発病」対策に大きく貢献した。

からスタートし、多くの仮設住宅を訪問しました。カラオケカーは、仮設住宅で暮らす人たちにカラオケの場を提供するとともに、健康相談やストレスチェックなどの無料医療活動も展開しています。

「歌うことの楽しさ」を伝えることで、引きこもりがちな被災者、とくに高齢者の参加を促し、参加した人たちからは「体を動かすことも少なくなった中で、楽しい時間を過ごせました」という感謝の言葉が届けられています。

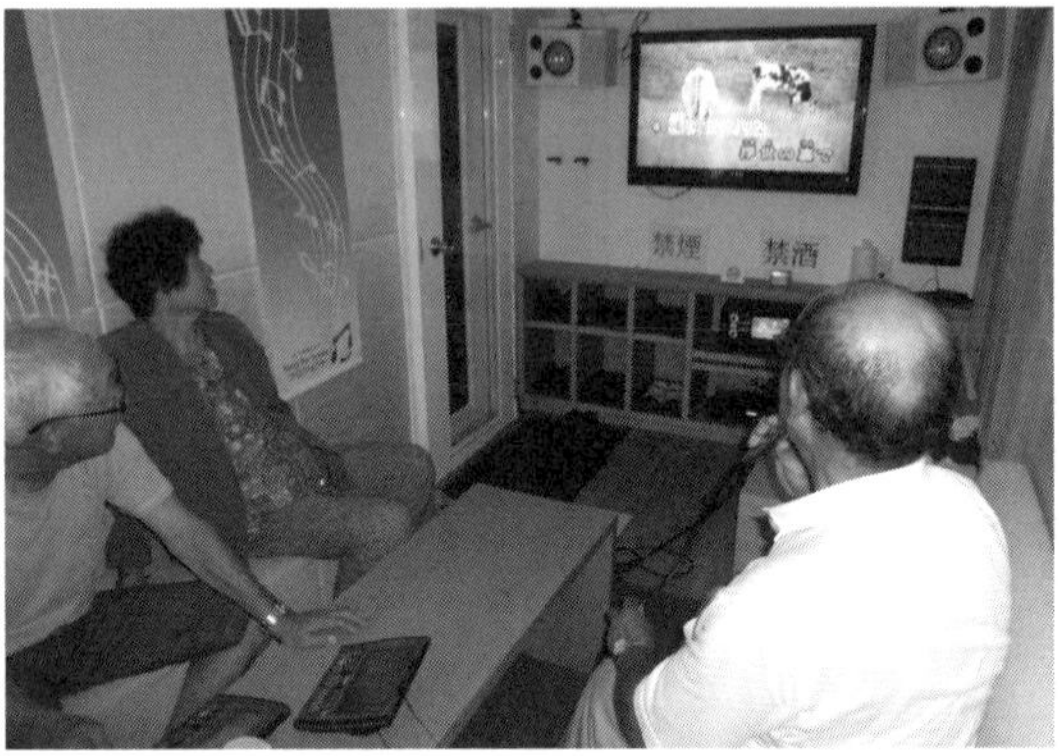

カラオケカーの中では、仮設住宅を出ることが少なかった高齢者の方々がカラオケを楽しんでいた。

第2章

歌えば幸せホルモンが分泌する

第2章では、医療の場にカラオケを活用した
健康法取り入れ、院内に厚労省認定(医療法第42条)の
カラオケルームを設置している、
医療法人健身会の理事長である周東寛先生に、
医学、脳科学、心理学などの側面から
歌うことの健康効果について話していただきます。

なぜ歌うと長生きできるのか？

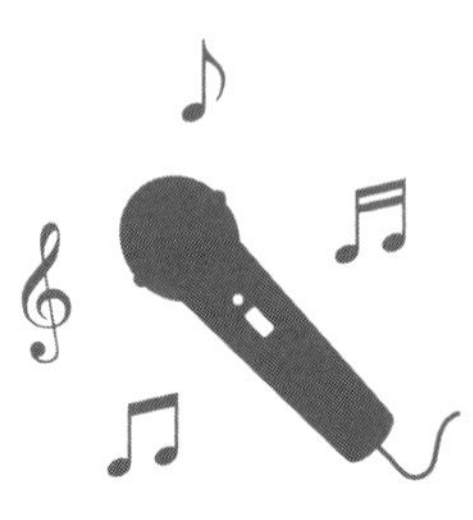

歌を
歌うと、

1 幸せホルモンが分泌して、ストレスから解放される

歌うと、エンドルフィンやドーパミンなどのホルモンが分泌されます。

2 幸せホルモンが分泌して、免疫力が高まる

歌うと分泌されるホルモンが、体内環境を改善してくれます。

③ ナチュラルハイを体験できる

歌うと、大声ハイと音楽ハイを同時に体験できます。

④ ベータ波がアルファ波に変化する

気持ちよく歌っているうちに脳波がベータ波からアルファ波に変わります。

⑤ 人前で歌うと自己治癒力が高まる

人前で歌うことは、心身の自己治癒力を高める表現療法のひとつです。

6 性腺刺激ホルモンの分泌が活性化する

感情豊かに歌うと、視床下部や脳下垂体が刺激されます。

7 回想体験と歌詞丸暗記で認知症を予防する

丸暗記は脳細胞を刺激して、物忘れ現象を食い止めます。

⑧ 女性特有の病気も改善する

女性の脳の構造は男性より歌うことの効果が得られると考えられています。

⑨ 腹式発声は体幹筋トレーニングになる

お腹を使って歌うと、体幹筋が鍛えられ、姿勢もよくなります。

⑩ 腹式発声は有酸素運動になる

腹式発声は呼吸量が増えるため、ちょっとした有酸素運動になります。

⑪ 家族や仲間と心のつながりができる

歌は、家族や仲間との交流を深める機会を与えてくれます。

幸せホルモンが分泌されると免疫力がアップする

私のクリニックには院内にカラオケルームを設置してあります。患者さんはいつでも自由に利用できるようになっていて、週に二回は専門家を招いてカラオケ教室も開いています。

医療にカラオケを取り入れているのは、患者さんの治癒力をアップするためです。

健康であることに自信を持てなくなると、気持ちも落ち込みがちになります。ネガティブ思考になると治癒力が低下して、症状の改善につながることはありません。そこで導入したのが「歌」でした。歌うことが習慣になると、気持ちが前向きになるだけでなく、生きることのモチベーションを高め、治癒力の向上にもつながるのではないかと考えたのです。

患者さんにはすぐに効果が現れました。

血圧が安定するようになった人、更年期障害から解放された人、重度の脳障害から回復した人、余命三か月と宣告されて七年が経過している人……。**私のクリニックには、一般的には奇跡を起こしたといわれる人たちがたくさんいます。**

その要因のひとつは、間違いなく歌うことでした。

●人前で歌うと分泌される幸せホルモン

歌うことがここまで効果を上げたのは、**自分の好きな曲を満足するまで歌うと、脳のホルモン分泌が活性化する**からです。このことは医学的にも明らかになっています。

その効果は、**カラオケのように人前で歌うことで、さらに高まります。**

人前で歌うと、日常では体験できないことを体験しているという心理的効果が生まれます。観光地へ出かけると楽しくなるのは、史跡や観光名所を巡ることが楽しいだけでなく、日常生活から離れていること自体にも楽しさがあるからです。このことを心理学で「非特異的変調作用」といいます。

これと同じ心理効果があるのが、人前でスターになったような気分で歌う、疑似スター体験です。

非特異的変調作用には、ホルモンの分泌を活性化する働きがあります。

具体的にはエンドルフィンの分泌を刺激します。エンドルフィンは「脳内モルヒネ」といわれるように、痛みをやわらげたり、気分をよくしてくれるホルモンです。エンドルフィンが女性の肌に作用すると、潤いをもたらしてくれます。

また非特異的変調作用はドーパミンの分泌も活性化します。これによって、沈んだ気分を高めてくれます。さらにノルアドレナリンも分泌され、心地よい興奮と爽快感が得られます。

ドーパミンとノルアドレナリンは、アドレナリンができる前段階の物質ですから、これらのホルモンの分泌が活性化すると、アドレナリンの分泌も活性化します。

アドレナリンは副腎髄質《ふくじんずいしつ》から分泌されるホルモンで、気分が高揚したときに働く代表的な神経伝達物質です。心拍数や血圧を上げる、血流を促進するといった作用があります。

そのほか、オキシトシンが分泌され、セロトニンの分泌量も増えてきます。セロトニンが減少すると気分が恒常的に沈みがちになり、落ち込みがひどくなったりします。

歌っているときに分泌されるこうしたホルモンを、私は「幸せホルモン」と呼んでいます。それは、なんともいえない心地よさが生まれるホルモンだからです。

●歌うと体験できるナチュラルハイ

歌うことの健康効果には、**歌うと誰でもハイ状態を体験できる**というものがあります。

最近は健康ブームもあって、マラソン愛好者が急増しています。私は、その理由のひとつは、走っているときに「ランナーズハイ」を体験できることではないかと考えています。「ハイ」とは、ハイテンションの略で、気分が高揚した状態をいいます。

心理学では、一種のエクスタシー状態に入ることと理解されています。ハイには心身の活力を引き出す働きがあり、ストレス解消も期待できます。

アルコールやたばこでも手軽にハイ状態をつくることができますが、それは一時的なもので、健康面から考えるとおすすめできるものではありません。その点、ハイ状態を手軽につくれる「カラオケハイ」（歌うことによるハイ）は、脳の力を高められるため、健康に良いのです。

●医学的に注目されている大声ハイと音楽ハイ

同じハイの中でも、より自然な状態で得られるハイがあります。

それが「ナチュラルハイ」と呼ばれるものです。笑いハイ、泣きハイ、睡眠ハイ、アロマハイ、さらにはダンスハイ……。ヨーガ、瞑想などもナチュラルハイに含まれます。

この**ナチュラルハイで医学的に注目されているのが、大声ハイと音楽ハイ**です。

大声ハイとは、お腹の底から大声を出すことで得られるハイです。コンサートやスポーツ観戦などで数時間大声を出し続けた後に解放感や爽快感などを得られることがありますが、それは大声ハイによるものです。

音楽ハイとは、自ら楽器を演奏することで得られるハイです。音楽家は、演奏中に体が浮いて、なんともいえない幸福感を味わったと語っています。それは、音と音が共鳴し合うことで生じる高周波や、心臓鼓動に共鳴するリズムが、幸せホルモンであるエンドルフィンの分泌を促すためと考えられます。

この音楽ハイは、プロの演奏家だけでなく、自分でハーモニカを吹いても味わうことができます。それは、歌を熱唱しているときにも味わうことができます。

自分の好きな曲を満足するまで歌うと、こうしたナチュラルハイ状態をつくれます。その効果は、感情を込めて、上手く歌えるようになると、さらに高くなります。**効果的にハイ状態を得たいならば、好みの曲を三、四曲選んで、心を込めて何度も繰り返し歌うこと**です。

歌えば脳が活性化する

歌うことが習慣になった患者さんの様子を観察していて、わかってきたこともあります。それは、歌うと脳が活性化するということです。

気持ちよく歌っているうちに脳波がベータ波からアルファ波に変わり、心身がリラックスしてストレスから解放されるのです。歌っているとどんどん心地よさが広がってくるのは、このことと関係していると考えられます。また、一曲五分間の三コーラスの中で高揚とリラックスを繰り返すため、脳波がベータ波とアルファ波で交互になります。これが脳にとって、とてもよい刺激になります。

人間の脳は電気活動をしていて、脳内には常に超微弱な電流が流れています。この電気活動を、脳の各部においた電極で記録したものを脳波といい、精神活動ときわめて深い関係があることが明らかになっています。わかりやすくいうと、気持ちの変化で脳波が変わるということです。

脳波は周波数によって分類され、数値が低い順番から並べるとデルタ波、シータ波、アルファ波、ベータ波、ガンマ波になります（81ページ参照）。

デルタ波、シータ波は眠っているときに発生する脳波です。

アルファ波は、安静にしているとき、要するに心身の状態がもっともよいときに発生する脳波です。脳の状態を調べると、リラックスしているときはアルファ波の発生している範囲が広くなっていることがはっきりとわかります。

逆に**興奮したり、緊張しているときや、何かに集中しているときはベータ波やガンマ波といった周波数の高い脳波が発生している範囲が広くなります。**

脳波がベータ波に片寄っている状態が続くと、興奮により血圧が上昇したり、心身ともに疲れてしまいます。どこかでアルファ波に変えなければ、いつまでもストレスから解放されることはありません。ストレス過多の現代社会では、脳波をアルファ波に転換する工夫がとても大切になるのです。

その工夫が誰にでもできる「歌」というわけです。好きな歌を歌っているうちに気持ちがよくなってきて、脳波がアルファ波に変わり、心身がリラックスしてきます。アルファ波は周波数によって、さらに三種類に細分化され、なかでももっともリラックス状態にあるときの脳波をミドルアルファ波といいます。歌っているときに発生するのが、まさにこのミドルアルファ波なのです。

●歌っているときの脳波の変化は脳の活性化に最適

脳の活性化には、適度な緊張とリラックスの繰り返しが効果的といわれています。

脳波でいうと、ベータ波とアルファ波を行き来するということです。その波形が変わるときに脳は活性化しやすいといわれています。

歌うことが脳の活性化に適しているのは、歌っているときにベータ波からアルファ波への変化が起きるからです。

歌い始めるときは、何度も歌っている曲でも上手く歌えるかどうか不安になるもの

「脳波の種類」

ガンマ波（γ）	30ヘルツ以上。不安を感じたり、興奮しているときの脳波。心身ともに疲れている。
ベータ波（β）	30～14ヘルツ。集中したり、緊張したりしているときの脳波。心身ともに多少のストレスがある。
アルファ波（α）	13～8ヘルツ。安静にしているときの脳波。心身の状態がもっとも安定している。
シータ波（θ）	7～4ヘルツ。とてもリラックスした状態で、浅い睡眠状態のときの脳波。
デルタ波（δ）	4ヘルツ以下。熟睡しているときの脳波。

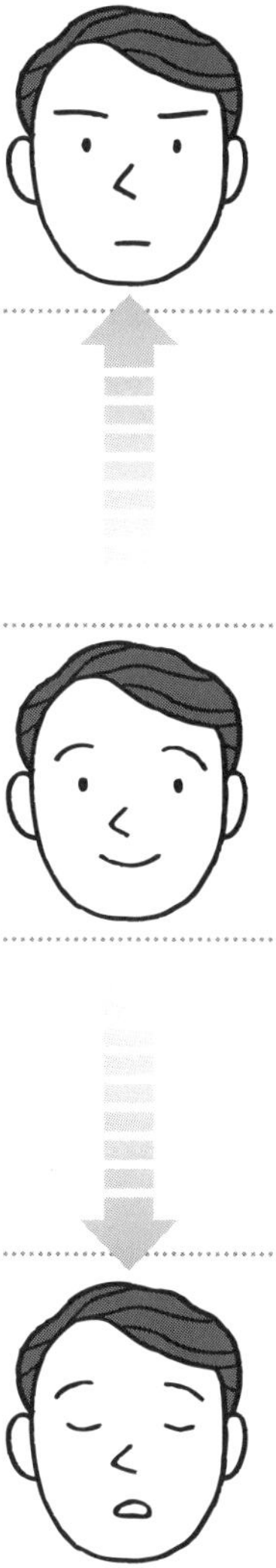

です。初めての曲や歌いこなせていない曲ならなおさらでしょう。さらに、それがカラオケのように人前で歌うとなると、緊張感も生まれてきます。このとき脳波はベータ波を発生しています。

ところが、しばらくして気持ちよく歌えるようになると、脳波はベータ波からアルファ波に変化します。これが脳にとって大事なのです。

気をつけるのは、歌い始めたら、とにかく歌うことに集中すること。まわりのことは気にせず、ひとりで歌の世界にどっぷりつかってください。そうすると、自然に脳波はアルファ波へと変化していきます。

感情移入して歌うためのアドバイスをひとつするならば、歌いたい歌のバックグラウンドを知ることです。誰がどういう思いでつくったのか、いつごろの歌なのか、どれだけヒットしたのかなど、その歌のことを知っているだけで、感情移入と言って感情の入り方がずいぶん変わってきます。

人前で歌うことは自己治癒力を高める表現療法

歌うことは音楽療法のひとつでもあります。

音楽療法は、第二次世界大戦中のアメリカで、戦争によって身体的にも精神的にも苦しんでいた兵士のために音楽を流したり、兵士の前で音楽家が演奏したりしたところ、兵士の治癒が早まったことから研究が始まったといわれています。

日本でも音楽を聞くことの癒し効果や、楽器を演奏することによる行動療法的な効果が早くから認められ、心療内科で導入されて、さまざまな成果をあげてきました。

埼玉医科大学短期大学の音楽療法に関する研究によると、音楽のリズムは左脳に、音色とメロディは右脳に作用するといいます。それによって大脳の前方にある前頭葉の頂点や大脳の側面にある側頭葉が刺激され、脳が活性化するといいます。

また、楽曲に隠されている耳では聞きとれない高周波音は、脳に刺激を与え、脳内の血流をよくすることがわかっています。脳の血行が促進されれば、脳の血管が詰まる脳梗塞の予防や、脳の神経細胞が破壊される認知症の予防・改善への効果が期待されます。

●自分の内面を表現すると治癒力が高まる

音楽療法に期待される効果はもうひとつあります。それは、**声を出して歌うことによる表現療法的な効果**です。表現療法は、自分の内面を言葉や絵、歌などで表現することを通して、心身の自己治癒力を高めることを目的としています。

しっかり声を出して歌うことは、ひとりのときより、複数のときが多いと思います。カラオケに出かけるときは、ひとりで行くより、仲間や家族と一緒に行くことが多いのではないでしょうか。そのとき人前で歌うことが、表現療法としてとても効果が期待できるのです。

私のクリニックのカラオケルームを利用されている方々を見ていると、歌うことを始められたときと比べると表情が明るくなり、血色がよくなっているのがはっきりわかります。人前で歌うことに慣れていない人は、最初は抵抗感があると思います。そういうときは、**みんなと一緒に歌ったり、誰かの歌に合わせてリズムをとったり、口ずさむだけでも十分です。**それだけでも気持ちが前向きになります。

私が開催するたくさんのイベントの中に二六年前から続いている「健康カラオケバス旅行」があります。年二回ですが、日帰りであるのに、みなさん疲れを見せずにいきいきしています。そして、私のクリニックの「健康ひろば」主催で年二〜三回開催している「健康まつり」の発表会で見せてくれる、みなさんのいきいきした幸せなお顔は、まさに私の「いきいき療法」理論を裏付けてくれています。

前出の埼玉医科大学短期大学のケーススタディによると、感情表現豊かに歌うと大脳皮質の下側にある視床下部や脳の直下にある脳下垂体が刺激され、性腺刺激ホルモンの分泌の活性化が認められたといいます。

視床下部には性にかかわる重要な部位がたくさんあります。また、脳下垂体は多くのホルモンを分泌する器官で、ここからは性腺刺激ホルモンだけでなく、男性ホルモン（テストステロン）や女性ホルモン（エストロゲン）も分泌されます。

歌を歌うと幸せホルモンの分泌が活性化するだけでなく、性に関係する脳内ホルモンの分泌も活性化するのです。

暗記と回想体験で認知症を予防する

歌うことは認知症予防にも効果があると考えられます。

そのひとつが、**歌うことによる回想体験**です。

音、映像、写真、物、香りなど、過去に親しんだものにふれると、私たちの心には懐かしさがあふれてきます。歌も同じように、好きだった歌やみんなで歌った歌、口ずさんでいた歌やテレビからよく流れていた歌などを、自分で歌ったり、聞いたりすると、とても懐かしい気持ちになります。

歌いながら、聞きながら、どんどん時間をさかのぼり、楽しかったことや苦しかったこと、うれしかったことなど、どんどん懐かしい記憶がよみがえってきます。

心理療法では、こうした回想体験には、ポジティブな気分を誘導する働きがあると考えられています。また、回想体験は認知症予防や進行を抑制する効果があるとして、医療の現場で活用されています。

●歌詞は丸暗記しなさい

もうひとつは歌詞を覚えることによる効果です。

物忘れ現象は三〇歳を過ぎる頃から始まっているともいわれますが、多くは五〇代、六〇代の頃から物忘れがひどくなっていることを自覚するようになります。物忘れには、老化現象による「健忘症」と原因疾患のある「認知症」があります。脳に血管疾患がある場合は、認知症ということも考えられます。

とくに注意してほしいのが、更年期を迎えた女性です。というのは、物忘れの症状が更年期障害の症状と判断されることがよくあるからです。健忘症ならいいのですが、認知症の場合もあります。六〇代、七〇代の女性に認知症が多いのは、そういう背景もあるのです。

歌うことには脳底動脈をはじめとする脳血管の血行を促進する作用があるので、脳の血管性疾患を予防することにつながります。また、歌詞を丸暗記すると、脳細胞を刺激して物忘れ現象を食い止めたり、改善することに役立ちます。

記憶の仕組みを紹介するとこうなります。

まず目や耳から入ってきた情報は海馬という記憶脳に送り、整理整頓していったん数か月保存します。その後、必要なものや印象的なものだけを残し、それらをまとめて大脳皮質という場所に溜めていきます。

歌詞の丸暗記は、こうした脳のシステムをさびつかないようにしてくれます。私は患者さんに「カラオケの画面を見ないで歌えるように丸暗記しましょう」とすすめています。**丸暗記は、自分の脳を鍛えるトレーニング**でもあるのです。

歌うことは女性特有の病気にも効果的

中高年の女性にとって避けて通れないのが更年期障害です。

その代表的な症状が自律神経失調症ですが、注意したいのは、その陰に隠れてほかの疾患が見逃されてしまうことです。この時期に起こりやすい微小脳梗塞や微小血管狭心症などの循環器系疾患は、更年期によくある不定愁訴《ふていしゅうそ》として判断されてしまうことがよくあります。

見過ごされがちな疾患が更年期に起こるのは、女性ホルモンの変化も関係しています。女性の血管は女性ホルモン（とくにエストロゲン）の働きによって守られていますが、そのエストロゲンの分泌は閉経前後五〜一〇年間で急激に下降します。

その影響で循環器系の障害が起こりやすくなります。

事実、六〇代、七〇代になると、男性よりも女性のほうに血管や血液の疾患が増加します。

女性ホルモンという視点から見ると、歌うことが、女性の健康障害の改善に大きな効果が期待できると考えられます。というのは、歌うことで性腺刺激ホルモンの分泌が活発になるからです。エストロゲンの分泌が増えれば、ホルモンとの関連が深い循環器系の障害を抑えることができます。そして、デュエット曲を歌うことで、さらによい効果が得られます。

ストレス解消も症状改善に効果が期待されます。

じつは女性の脳の構造は、男性よりも歌うことで得られる健康効果が高いのではないかと考えられています。

脳には、理性を司る左脳と感情をつかさどる右脳を結ぶ「脳梁《のうりょう》」という組織があります。脳梁が太いほど、二つの脳の情報交換が活発になるといいます。

ここで着目すべきことは、**男性よりも女性の脳梁のほうが一・五倍も太い**ということです。つまり、歌うことで右脳（メロディ）と左脳（歌詞）を同時に刺激すると、男性より女性のほうが、二つの脳の情報交換が活発になり、より脳が活性化するということです。それだけ歌うことによる健康効果が高くなります。

［ 男性脳と女性脳の違い ］

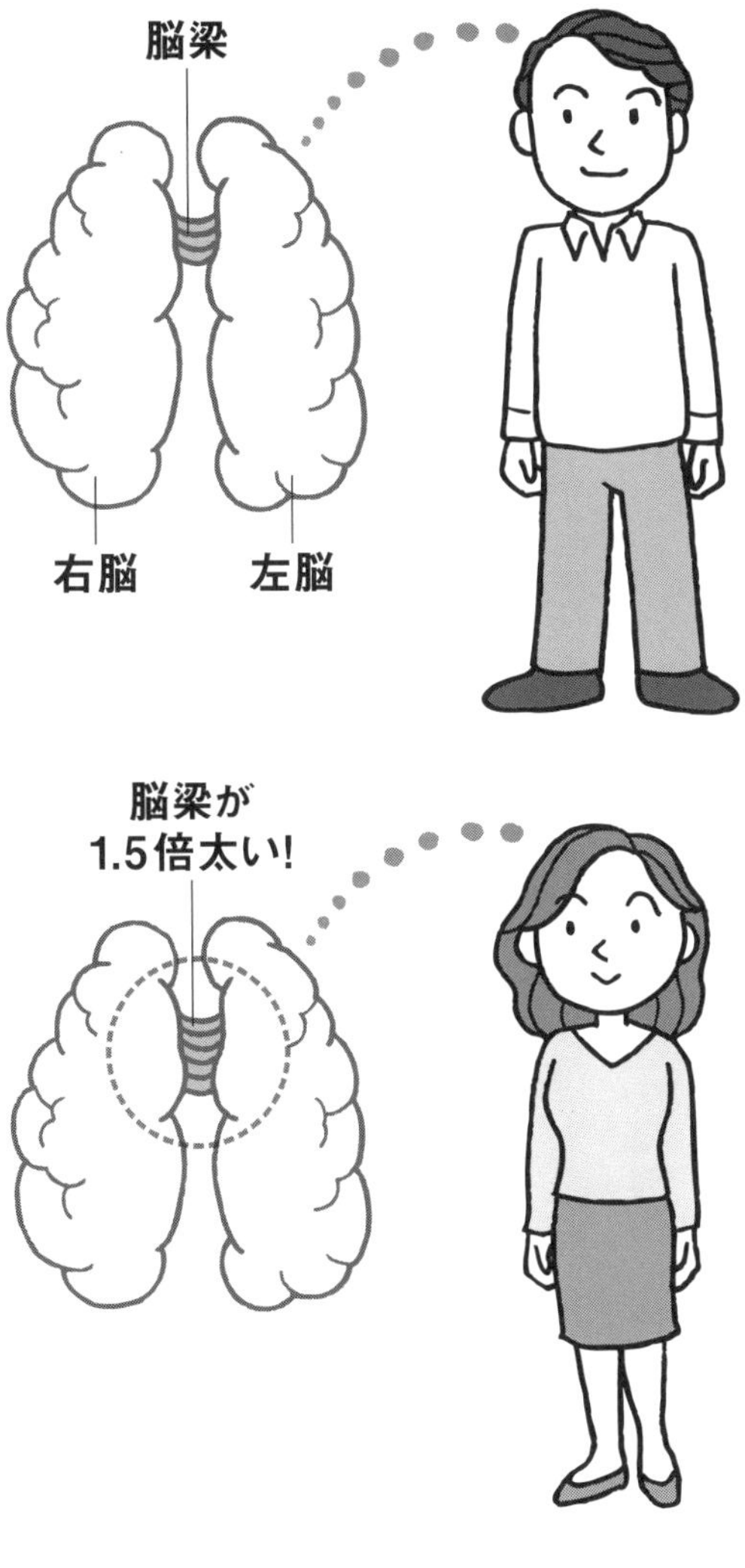

腹式呼吸なら歌うだけで体幹トレになる

歌うことの健康効果をさらに高めるために身につけてほしいのが、腹式発声です。

お腹に手を当てたまま、大きな声を出してみてください。

お腹がへこむのがわかると思います。お腹がへこむのは、腹式呼吸をしているからです。このようにお腹を使って声を出す方法を、「腹式発声」といいます。

腹式呼吸で歌えるようになると、それだけで健康効果が高まります。

腹式呼吸とは、息を吸うときに深く吸ってお腹をふくらませ、吐くときにゆっくり長く時間をかけてへこませる呼吸法のことです。この方法で意識的に空気の出し入れをすると、横隔膜と腹筋が同時に働きます。それだけでなく、お腹を支えている腹直筋やその上にある肋間筋、胸にある大胸筋など、呼吸器関連の筋肉も働きます。

お腹を中心とした体幹という部分が鍛えられるため、姿勢がよくなり、健康を促進

することになります。また、腹筋をつけるための筋トレをした人は、腹式発声が上手になり、歌上手にもなります。

［ 腹式発声のメカニズム ］

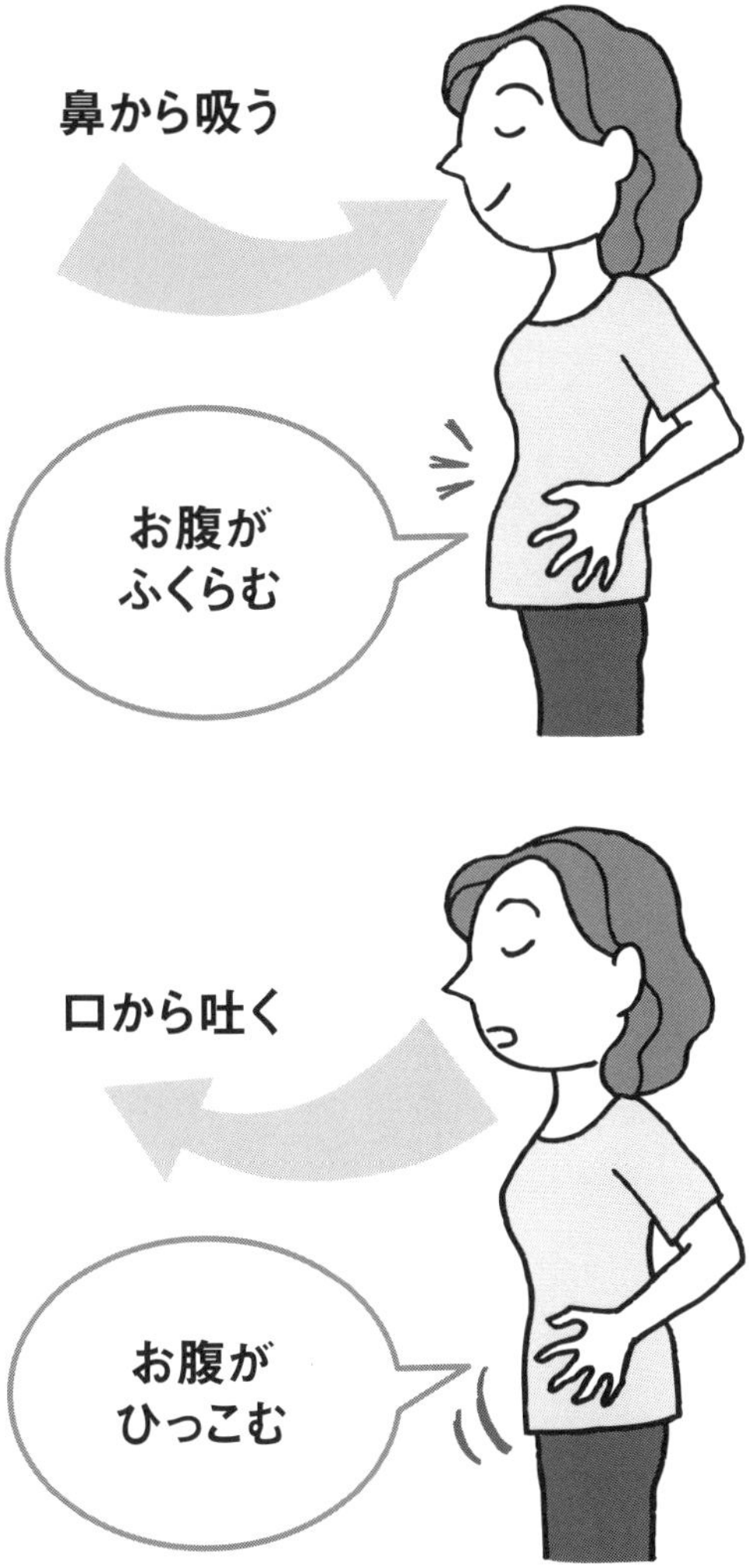
鼻から吸う
お腹がふくらむ
口から吐く
お腹がひっこむ

●女性は腹式呼吸マスターに時間がかかる

腹式呼吸で声を出せるようになると、声量もアップし、音域も広がります。歌が上手くなる条件を手に入れることができるため、それまで以上に歌うことが楽しくなるはずです。歌う機会が増えれば、さらに健康効果が高まります。

ただし、**男性と女性では腹式呼吸に慣れるまでに時間差があります。というのは、日常生活における呼吸に男女差があるからです。**

男性も女性も睡眠中など安静にしているときは、呼吸の約七〇%が腹式呼吸です。残りの三〇%はというと、肋骨の肋間筋を使う胸式呼吸になります。

男性の場合は、日中も腹式と胸式を使って呼吸していますが、女性の場合は、妊娠・出産のために大きな骨盤があるなど男性とは骨格の構造が異なることもあって、多くを胸式で呼吸しています。

つまり、**女性は腹式呼吸に慣れていないのです。**意識して使うとなると、どうしても、女性のほうが腹式呼吸に慣れるまでに時間がかかります。とくに日頃から運動することが習慣になっていない人は腹筋が弱くなっているので、さらに時間がかかることになります。

逆に、それまで腹式呼吸をしていないのですから、身につけると、男性より腹式呼吸による健康効果を得られることになります。

腹式発声は有酸素運動になる

腹式発声で歌うと、呼吸量が大幅に増えます。

たとえば肺活量が三〇〇〇～四〇〇〇ccある人でも、腹式発声で歌わないときは、呼吸量は八〇〇～一〇〇〇cc程度です。ところが腹式発声で歌うようになると一・五倍以上になります。

じつはこれ、**ちょっとした有酸素運動に匹敵します。**

有酸素運動は体内の脂肪、とくに内臓脂肪を燃焼します。内臓脂肪は生活習慣病の誘因になるといわれていますので、**有酸素運動は生活習慣病の予防になります。**冒頭で話したマラソン愛好者の急増や、女性の方に人気があるピラティスなどは、この有酸素運動のひとつです。

有酸素運動ですから、もちろんダイエット効果も期待できます。

たとえば腹式発声で一曲歌うと、それだけで約二〇キロカロリー弱も燃焼します。五曲歌えば一〇〇キロカロリー近く燃焼するということです。これは、自転車を二〇～二五分こいだエネルギー消費量と同じです。

さらにいうと、五曲連続して歌うと、運動量としては四〇〇メートル走に匹敵し、一〇曲なら一キロ走と同じくらいの運動量になります。ジョギングならともかく、四〇〇メートル走や一キロ走は、走り慣れていないとなかなかできない運動です。そう考えると、歌うことは手軽なダイエット法ということもできます。

[歌うことと有酸素運動のエネルギー消費量の比較]

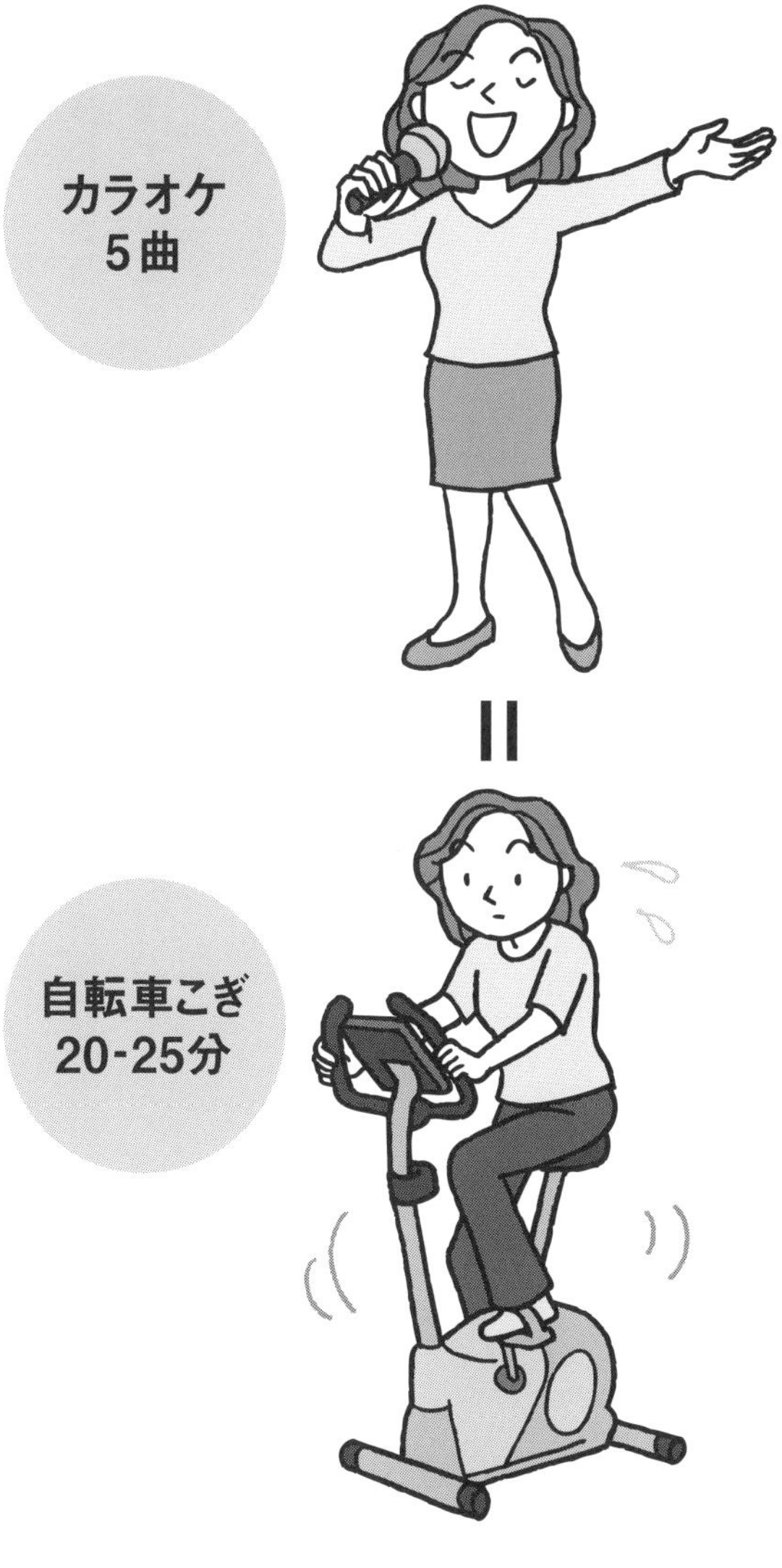

●腹式発声は自律神経を整えてくれる

腹式発声には血行促進、血糖値低下、血圧降下、中性脂肪値低下、ぜん息治癒、めまい・のぼせの解消といった改善効果も認められます。

腹式発声がとくに効果があるのが、自律神経失調症の改善です。

呼吸は本来、自律神経によって支配されています。つまり、呼吸と自律神経は密接につながっているのです。

腹式発声は深い呼吸になります。

深い吸気は交感神経を刺激して緊張作用をもたらします。次に声を出しながら息をより長く吐き出しますが、このときは副交感神経が働いて緩和作用をもたらします。この繰り返しが、乱れた自律神経を整えてくれるのです。

私は、腹式発声しているときのお腹の中の状態を胃カメラで観察したことがあります。すると食道から胃、そして十二指腸まで、発声に合わせて細かく震えていました。それだけ腹式発声で歌うと内臓に運動させているということです。お腹を使って歌うと消化吸収や血流までもがよくなる理由が確認できたような気がしました。

さらにいえば、十二指腸の先にある小腸には、パイエル板という免疫力を高める細胞の集りがたくさんあります。老化とともに衰えていく場所ですが、刺激を与えることで、細胞の劣化や減少を抑えることが可能だということもわかりました。

上手く歌うためにも、長生きするためにも、腹式発声はぜひ身につけてほしいと思います。

みんなと一緒に歌えば心のつながりができる

歌は、家族や仲間との交流を深める機会を与えてくれます。

長年の医療体験で、家族仲がいい人ほど病気の治りが早いと実感していますが、歌うことで身近な人との関係が親密になることは治療の面でもプラスになります。**まわりから気をもらえると気持ちが前向きになり、治癒力がアップする**のです。

介護の現場では、介護している人が努力しているかどうかで、介護されている人の治り方に違いが出てきます。冒頭で紹介した奇跡を起こした人たちも、自分の努力もさることながら、それを支えた人がいたからこそ奇跡を起こすことができたと私は思っています。

ひとりで寡黙に生きるのはたいへんなことです。それよりは、家族や仲間と楽しく生きるほうが、体にも心にもいいことは間違いありません。そのためにみんなと歌うことを始めてみてはいかがでしょうか。

慣れない人は、すぐにマイク片手に大声で歌うことはできないかもしれませんが、**まずは自分は歌わなくても、その場に参加することから始めてみてください**。手拍子参加でも、小さな声で口ずさんでもいいと思います。

それだけで、気持ちが前向きになる自分に気づくはずです。

column 2

カラオケでダイエット

周東先生が指摘するように、カラオケは手軽に取り組めるちょっとした有酸素運動でもあります。そこで、楽曲によっても消費カロリーに違いがあるのかどうか調べたところ、面白いデータが出てきました（102ページ「高消費カロリーカラオケソングランキング」参照）。消費カロリーが高くなる楽曲のポイントは、

①感情を込めて力強く歌うバラード調やアップテンポで激しい曲。

②歌唱時間（発声時間）が長い曲。

こうした曲を腹式発声を意識して大きな声で歌うと消費カロリーが高くなります。ちなみにＰＯＰＳ部門ランキング1位の消費カロリーは二九・六キロカロリー。これは体重五〇キロの人が早歩き（時速約五キロ）で約九分間ウォーキングしたときの消費カロリーに相当します。

息を切らして歩いてみるか、仲間と一緒に一曲熱唱するか、どちらも同じダイエットに効果があります。

高消費「カロリーカラオケ」ソングランキング

（株）第一興商　通信カラオケDAM調べ

●POPS部門

標準カロリー値順位	タイトル	歌手名	標準カロリー（kcal）
1	ありがとう	いきものがかり	29.6
2	Everything	Misia	21.7
3	睡蓮花	湘南乃風	21.3
4	赤い糸	コブクロ	19.7
5	純恋歌	湘南乃風	19.5
6	桜	コブクロ	18.7
7	ひまわりの約束	秦基博	18.3
8	曖歌	湘南乃風	18.2
9	蕾	コブクロ	18.1
10	ここにしか咲かない花	コブクロ	18

●演歌部門

標準カロリー値順位	タイトル	歌手名	標準カロリー（kcal）
1	あやめ雨情	三山ひろし	15.2
2	酒の河	香西かおり	15
3	愛のままで…	秋元順子	14.4
4	窓	ハン・ジナ	14.3
5	悲別～かなしべつ～	川野夏美	14.2
6	川の流れのように	美空ひばり	14.1
7	出雲雨情	多岐川舞子	13.8
8	銀座の恋の物語	石原裕次郎・牧村旬子	13.7
8	天城越え	石川さゆり	13.7
10	越佐海峡～恋情話	真木柚布子	13.4

2014年度トップ300をPOPS部門と演歌部門に分け、各部門の上位10位を抽出したものです。

※消費カロリーデータは、標準値です。歌唱条件、個人差等により変化する為、記載の数値を保証するものではありません。
標準値とは、カロリーカラオケサービス開始時にスポーツクラブの協力を得て集計した、カラオケを歌う「声の大きさ」と「発声している時間」と実験によるサンプルデータを掛け合わせています。

歌っている人のカロリー消費を計算して表示するもので、歌唱時間、歌い方などで大きく左右されます。

また、算出方法の都合により、標準値には誤差が生じる場合があります。

第3章

歌の健康効果を高める方法①

コア×ボイストレーニング

第3章では、多数の声優やタレントを指導する
ボイストレーナーであるEIMI先生に、
歌が上手くなる腹式発声の身につけ方について
話していただきます。
ポイントは、お腹を鍛えるトレーニングと
発声練習を同時に行うことです。

腹式発声を身につけると誰でも歌が上手くなる

歌うことが苦手と感じる方の中には、「何度練習してもなかなか上手く歌えるようにならない」と言う方がいます。そして、自分には歌の才能や素質がないのだとあきらめてしまっていることが多いようです。

まず最初に話しておきたいことがあります。

それは、**正しい歌い方をマスターすれば、誰でも歌が上手くなるということです。**

逆に、間違った歌い方を続けていると、どんなに回数を重ねても思うように上達することが難しくなります。

正しい歌い方をマスターするための基本となるのが腹式呼吸です。歌のレッスンでは、「お腹の筋肉を使う」「お腹から声を出す」など、お腹という言葉がよく使われます。上手に歌うために必要な要素のうち半分を占めるのが腹式呼吸と、それを活かした発声なのです。

では、この「お腹」とは、一体どこを指すと思いますか？

お腹と聞くと、おへその上で割れる引き締まった腹筋を思い浮かべる人が多いと思います。そうした体の表面から触れられるところにある筋肉のことをアウターマッスルといいます。外側の筋肉という意味です。いわゆるトレーニングマシンなどを使った一般的な筋肉トレーニングで鍛えられる筋肉は、これにあたります。

腹式呼吸に使う筋肉は、このアウターマッスルではなく、その奥にあるインナーマッスルという筋肉です。

人間の体は、骨格や内臓に近い体の中心部から筋肉が何層にも重なって構成されています。インナーマッスルとは、その中でももっとも深い部分にある筋肉（腹横筋《ふくおうきん》、脊柱起立筋、骨盤底筋群《こつばんていきんぐん》、横隔膜、腸腰筋《ちょうようきん》、大腰筋《だいようきん》）の総称で、主に骨格や関節、内臓などを正しい位置で支え、全身のバランスを整える役割を担っています。

インナーマッスルは、アウターマッスルのように体の表面から見ることも、触ることもできないので、トレーニングの成果がわかりづらい筋肉といえます。

しかし、**インナーマッスルを鍛えると、姿勢が安定して自然と腹式呼吸がらくになり、いわゆる「お腹から声が出る」状態になります。**そして、全身を使ってパワフルに歌えるようになります。

つまり、正しい歌い方を身につけるには、呼吸を安定させ、パワーアップさせるための効率よい筋トレと、**それを活かした発声練習を同時に行うことが大切なのです。**

［アウターマッスルとインナーマッスル］

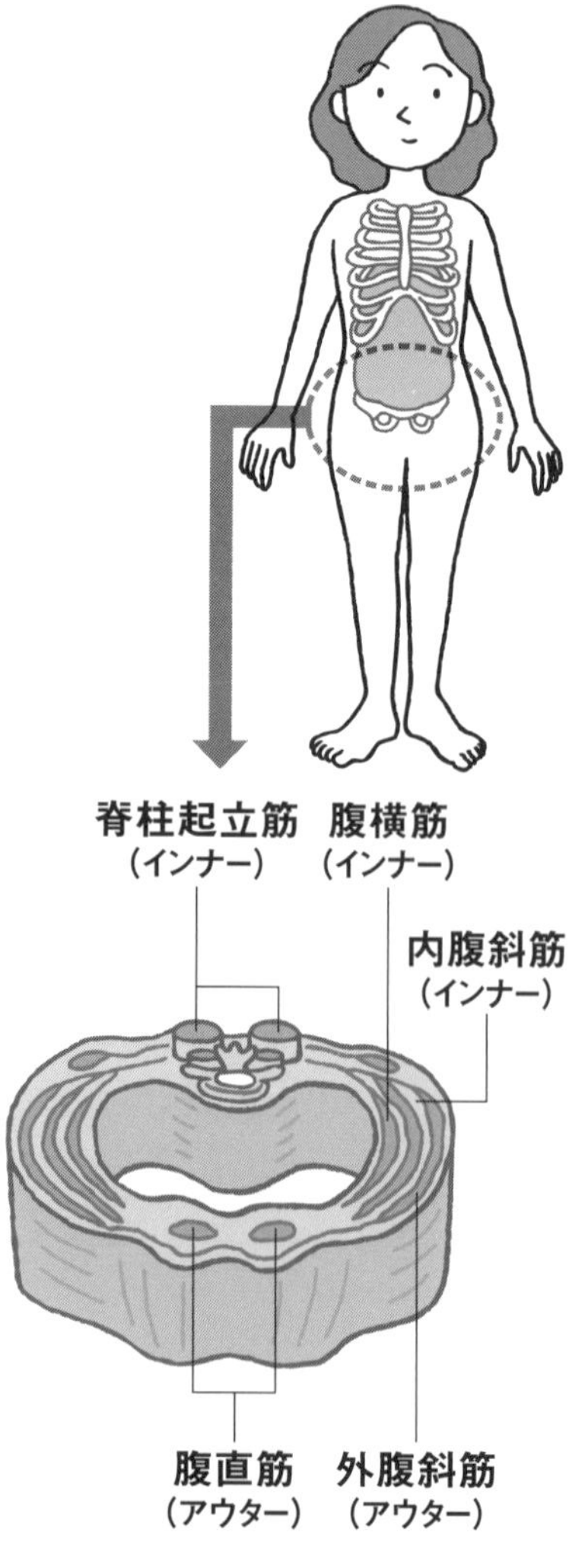

腹式発声なら声量がアップする、高音も出る

人間の声は、**①吸い込んだ息を送り出し→②その息で声帯を震わせ→③声帯の振動音が体内の空洞部分に反響し→④口や舌で形をつくり言葉となって声になります。**大きい声でも小さい声でも、人の声はこの四ステップを経て生まれています。

このとき、送り出す空気の量を調節できるようになると、いろいろな声が出せるようになります。そのために必要なのが腹式呼吸です。

まず腹式呼吸ができるようになると、深く呼吸をすることになるので大量の空気を体に取り込むことができます。お腹を使わなくても深呼吸をすると大量に取り込めますが、腹式呼吸なら自然に取り込めるということです。

そして、取り込んだ大量の空気を、お腹の筋肉を使って量を調節しながら送り出しますす。一気に送り出すこともできるし、長い時間をかけて少しずつ送り出すこともで

きます。これが、歌が上手くなるには腹式発声がポイントといわれる理由です。

つまり、大量の空気を一気に送り出せばパワフルな声や高い音が出せるようになるし、**少しずつ送り出せば同じ音を長く出し続けることができます。**送り出しの量を調節することで、声に抑揚をつけることも可能です。送り出しの調節ができるということは、取り込んだ空気を最後まで使い切ることができるため、長いフレーズを歌えるようにもなります。

[声が出るメカニズム]

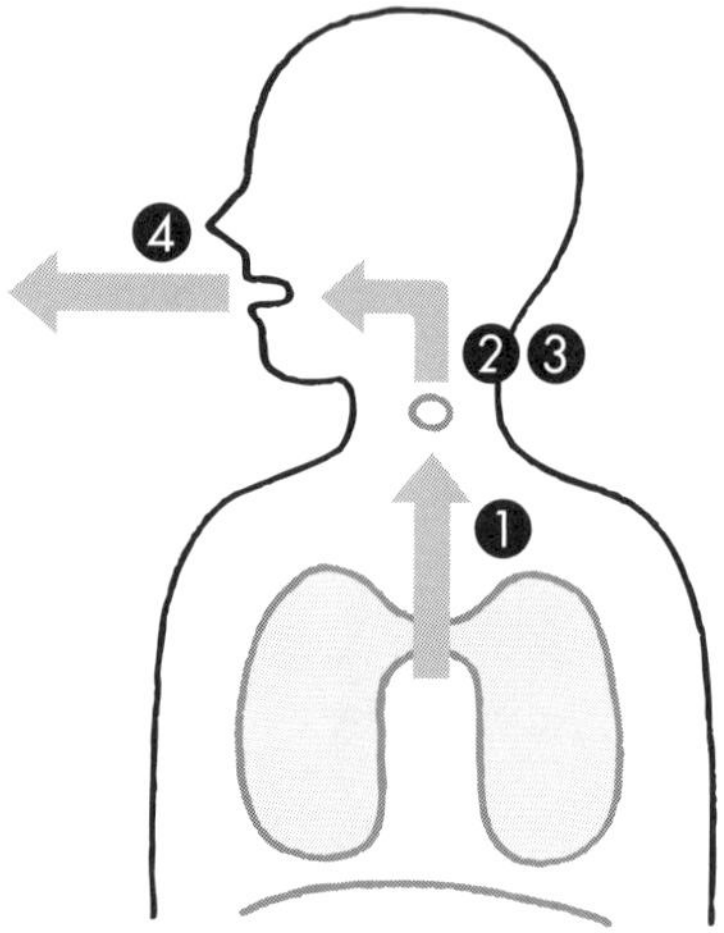

❶ 吸い込んだ息を送り出す

❷ 声帯を震わせる

❸ 振動が体内に反響する

❹ 口や舌で形をつくり
言葉にする

コアトレとボイトレをセットで行う

身につけるだけで歌が上手くなる腹式発声に欠かせないのが、しっかり腹式呼吸ができるようにインナーマッスルを鍛えることです。

みなさんは、「コアトレーニング」という言葉を耳にしたことがありますか？

コアとは、『体の中心＝動きの出発点となる部分』のことで、**コアトレーニング**（コアトレ）とは、このコアの周辺にあるインナーマッスルを鍛えるトレーニングです。

昔の歌のレッスンでは、「基本となる腹式呼吸のためには、お腹の筋肉を鍛えることが大事」と、腹筋の表面（アウターマッスル）のトレーニングばかりを指導する先生がたくさんいました。しかし最近は、腹式呼吸に関してさまざまなデータが明らかになり、**表面の筋肉よりもインナーマッスルを鍛えるほうが効果的**であるといわれるようになってきました。

実際、ハードなトレーニングで外側の筋肉を鍛えるのではなく、ゆっくりした動作でインナーマッスルを強化するほうが発声が圧倒的にらくになり、声量もアップするという研究報告もあります。

腹式発声を身につけるには、コアトレのほかに、もうひとつ大切なトレーニングがあります。それは実際に声を出すトレーニングです。歌のレッスンを受けたことはある人はご存じだと思いますが、ボイストレーニング（ボイトレ）といわれる練習です。

そして、**このボイトレの前にコアトレを行うと、効果的に腹式発声を身につけることができます**。

もともとはコアトレとボイトレは別々に行っていたのですが、あるときボイトレの前にコアトレを行ったところ、体が温まって筋肉がほぐれ、いきなりボイトレをするよりも声がよく出るようになることに気づきました。とくにロングトーン（長い息を使う発声）や高音域は、それまでより安定感が得られるということを実感できたのです。

そこで私は、**「インナーマッスルを鍛える運動と腹式呼吸を連動させ、直後に発声**

練習をしたら成果が上がるのではないか」と考え、インナーマッスルと呼吸・発声練習を組み合わせたメニューを開発しました。こうして生まれたのが、コアトレとボイトレをセットにした「コア×ボイストレーニング」です。

コアトレはお腹の筋肉を意識しながら鍛えることが基本です。そこに呼吸を連動させると、自然にお腹を使った呼吸ができるようになります。そして、「いま使った筋肉を意識しながら声を出してみましょう」というと、歌うときにどこの筋肉を使えばいいのかよくわかります。

ボイトレだけを単独で行うと、「みなさん、お腹の筋肉を意識してください」といっても、どこなのか、どう使うのか、なかなかわからないと思います。

その点、コア×ボイストレーニングなら、効率よく腹式発声を身につけることができます。そして、あっという間に歌声が変わってきます。

一日五分のコアトレからスタート

それでは、コア×ボイストレーニングの具体的なやり方を紹介しましょう。

まずコアトレです。コアトレにはスポーツジムにあるような特別なマシンも手軽に手に入るダンベルなどの道具は必要としません。**場所は、畳の上でもカーペットの上でも、人がひとり寝転がれるスペースがあれば十分**です。

また、一日五分で終わる簡単なトレーニングですから、ちょっとした空き時間に気軽にできます。それでも毎日続けるのが難しいときは、一日おきに行ってもかまいません。まずは続けられるペースで始めることです。**コア×ボイストレーニングは、継続すると確実に効果が現れます。**

コアトレは、これから紹介する「基本運動」「両足上げ（仰向け）」「両足上げ（うつぶせ）」「足踏み出し運動」という四つの種目を一日に行ってください。両足上げ二種目には、少しハードなバージョンも用意しました。トレーニングが物足りない方は、こちらを行ってください。

コアトレのルール

ルールは簡単、1日4種目を
目標回数を目安に行うだけです

1 基本運動

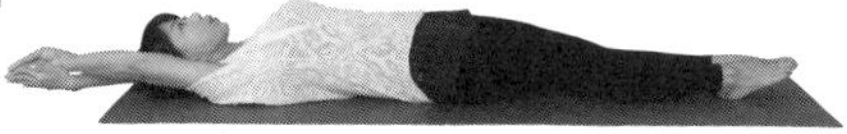

2 仰向けになって
両足を上げる

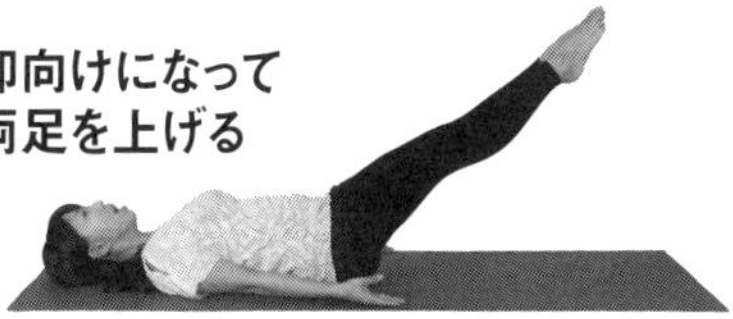

3 うつ伏せになって
両足を上げる

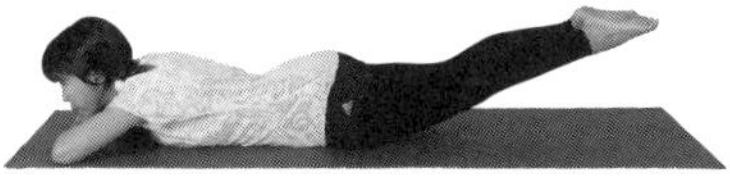

4 足の
踏み出し運動

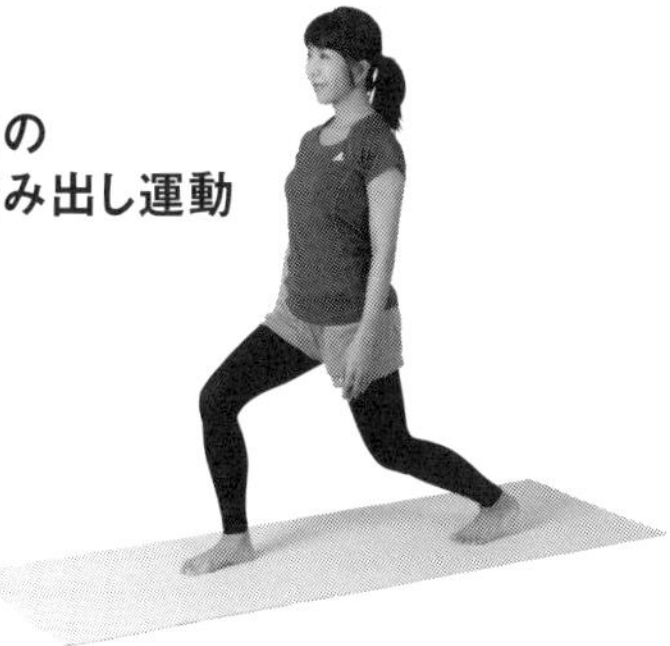

どの種目も簡単な動作なので誰でもすぐに取り組めると思いますが、二点だけ気をつけるところがあります。それは、呼吸です。

●筋肉を使う（収縮する）ときに息を吐く

●息を吐ききったら筋肉を緩めて息を吸う

トレーニングのときに、呼吸とともに声を出して「いーち、にー、さーん、……」と数をカウントしながら動作すると、普通に呼吸するより、たくさん息を吐くことができるためよりトレーニング効果が高くなります。

継続すると確実に効果は現れますが、早く歌が上手くなりたいと焦って無理をしないようにしてください。手が痛いと思ったら手の動きはやめてみる、足を上げ続けるのがつらいときは途中で下げるなど、体調に合わせて行うようにしましょう。とくに息を吐き続ける行為は、血圧の急激な上昇につながる恐れがあります。持病のある方、手足に痛みのある方は、必ず医師に相談してからトレーニングを始めてください。

コアトレで気をつける呼吸法

どこで息を吸い、どこで息を吐くか。
正しく行うことで効果が違ってきます。

●筋肉を使う（収縮する）ときに息を吐く

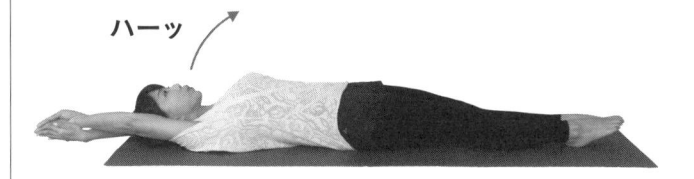

●息を吐ききったら筋肉を緩めて息を吸う

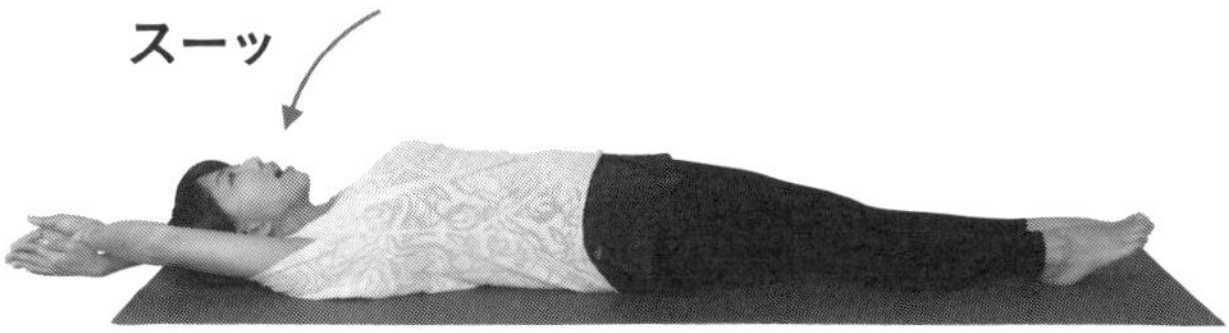

コアトレ1 基本運動

コアトレで最初に行うトレーニングです。ウォーミングアップも兼ねているので、必ず最初に行ってください。簡単な動作で手足を伸ばしながら、呼吸と気持ちを整えましょう。インナーマッスルを意識しながらしっかり体を伸ばすのがポイントです。

目標回数：4回

1 **仰向けに寝て体の力を抜く。**

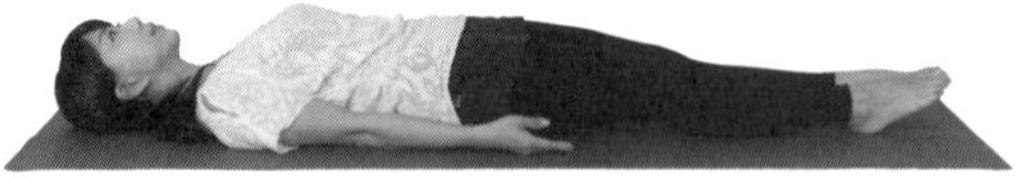

2 **頭の上方へ腕を伸ばし、手の平を合わせる。脚はひざの内側がぴったりくっつくように閉じる。**

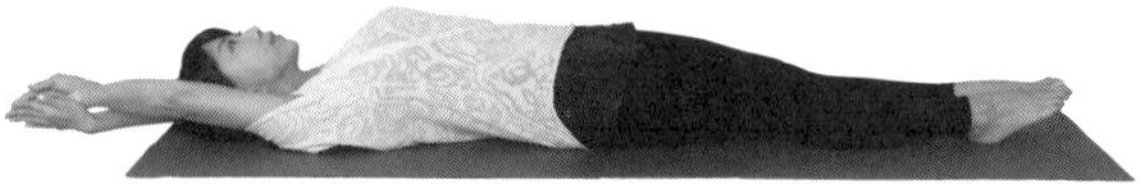

3　息を吐きながら、頭とつま先に向かって
体を引っ張り合うようなイメージで伸ばす。

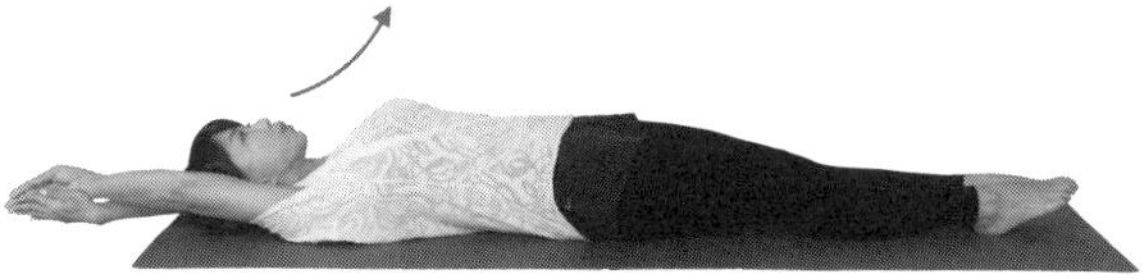

※息を吐いているときは、腹筋を使ってお腹をへこませる。
※腰が反らないように気をつける。

4　息を吐き切ったら力を抜き、
筋肉を緩めて息を吸う。

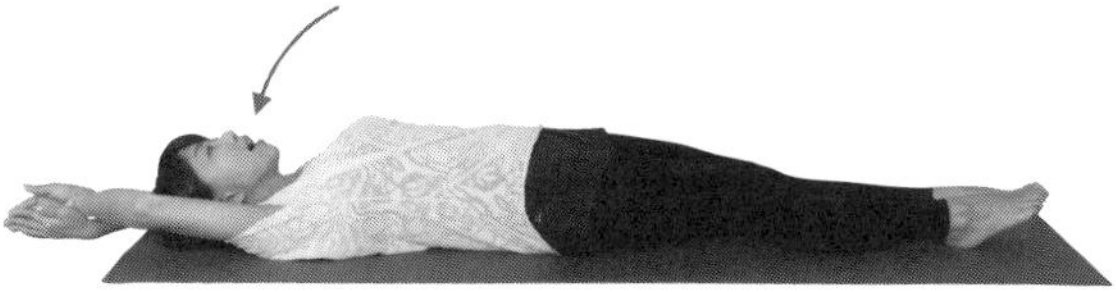

コアトレ②-1 両足上げ（仰向け）

呼吸を意識しながら両足を上げ、ロングブレスを支える強いインナーマッスルをつくります。30度の角度がつらい場合は、もっと低く、自分に合った高さに調整してかまいません。ただし、ひざは曲がらないように気をつけましょう。

目標回数：2回

1 **仰向けに寝て、手を体の横に自然に置く。足はひざの内側がぴったりくっつくように閉じる。**

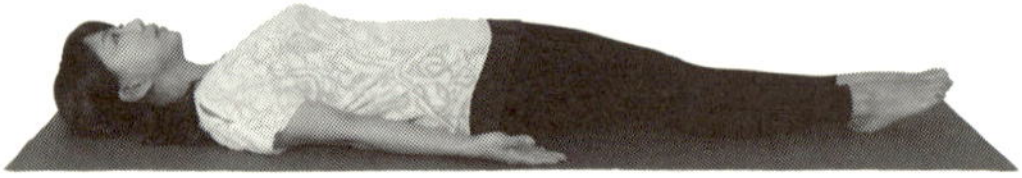

2 **息を吐きながら、ひざをしっかり伸ばしたまま、両足を30度くらいの角度まで上げる。**

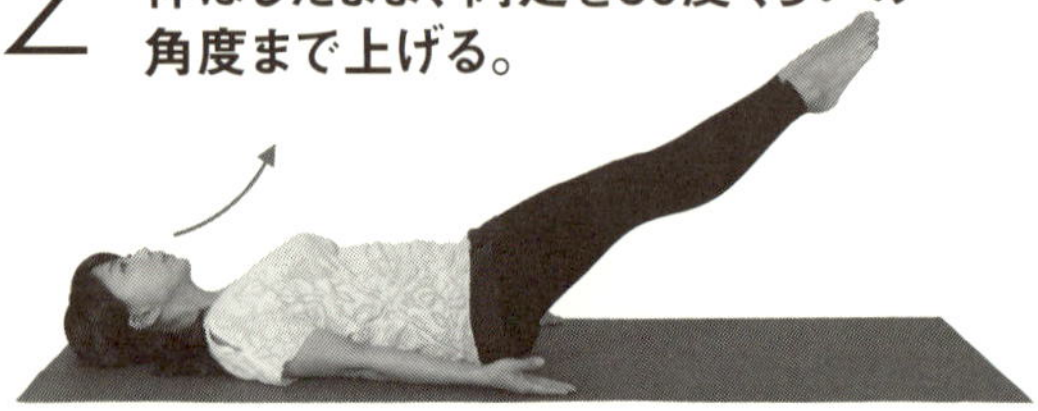

※このとき、背中が浮いて腰が反らないように注意すること。

3 足を上げた状態をキープしながら
息を大きく吸う。

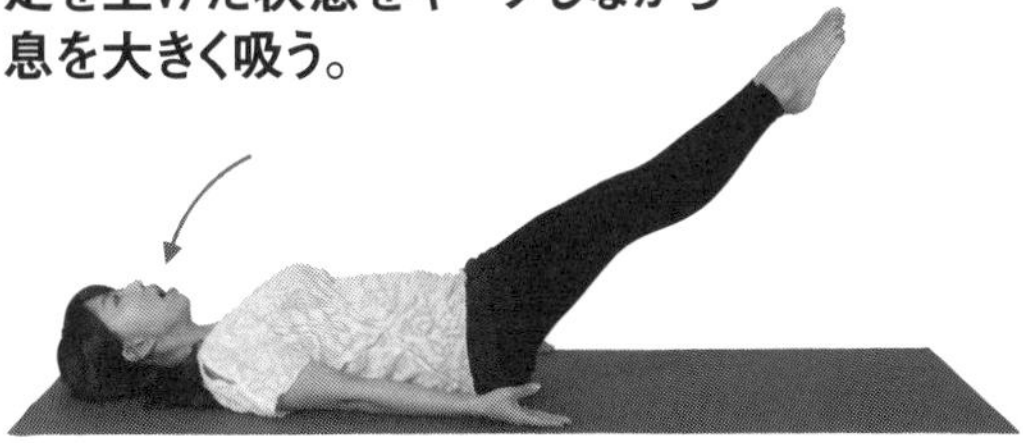

4 もう一度、足を上げた状態のまま
息を吐く。

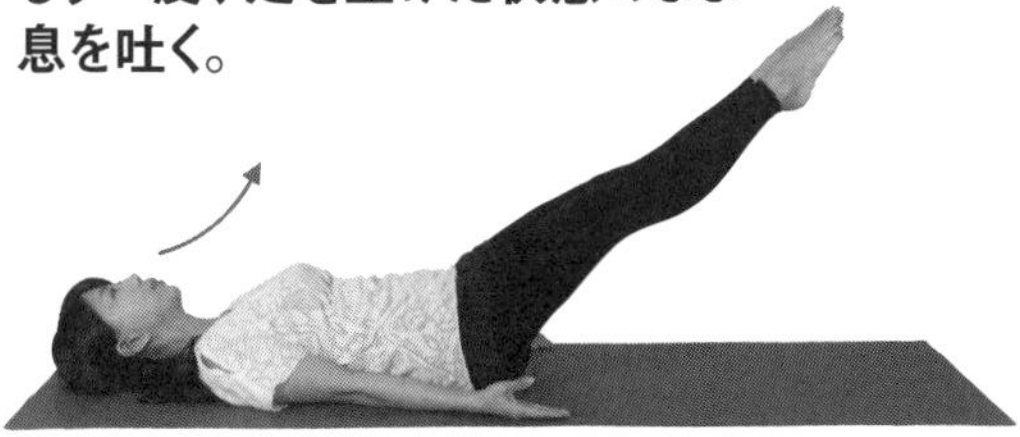

5 息を吐き切ったら筋肉を緩め、
息を吸いながらゆっくりと足をおろす。

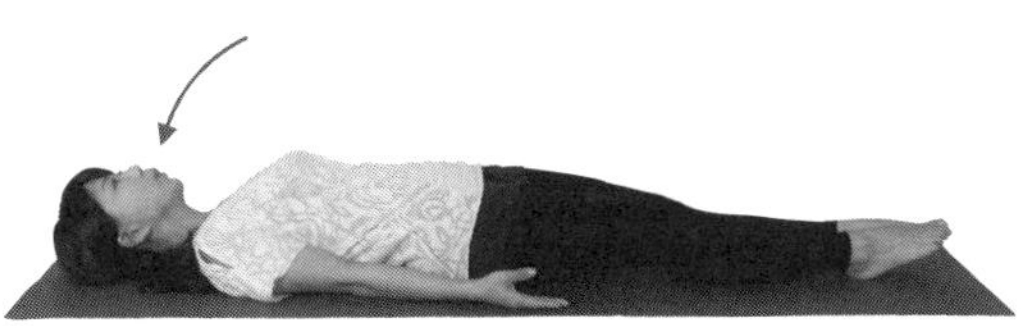

コアトレ②-2 両足上げ（仰向け）

少しハード

数をカウントしながら腹筋を鍛えるトレーニングです。勢いよく状態を起こすのではなく、腹筋を意識しながらゆっくりと動くのがポイント。息を吐くときに声を出すことで、呼吸・発声と筋肉の連動が効果的に実感できます。

目標回数：10回ずつ

1 **仰向けに寝てひざを曲げ、右足が前になるようにクロスしながら床と垂直に上げる。手は頭の後ろで組む。**

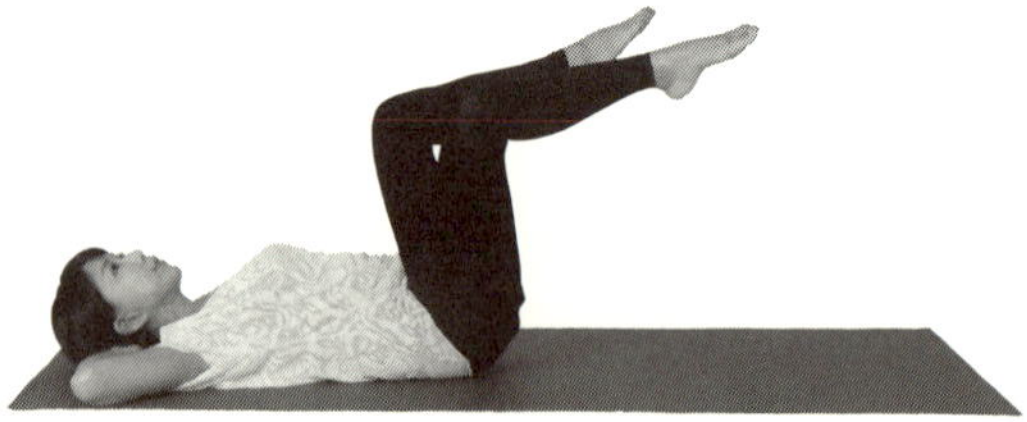

2 **息を吐きながら大きな声で数をカウントし、左ひじと右足のひざをくっつけるように上体を起こす。**

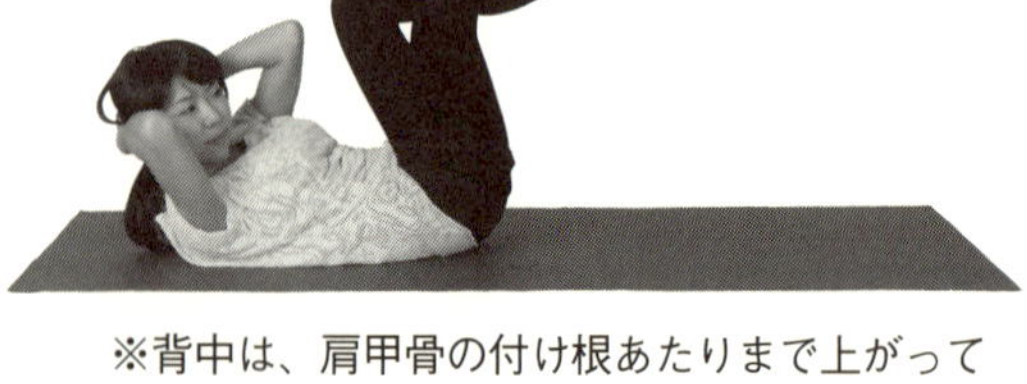

※背中は、肩甲骨の付け根あたりまで上がっている状態がベスト。

3 息を吐き切ったら筋肉を緩め、
息を吸いながらゆっくり元の位置まで戻る。

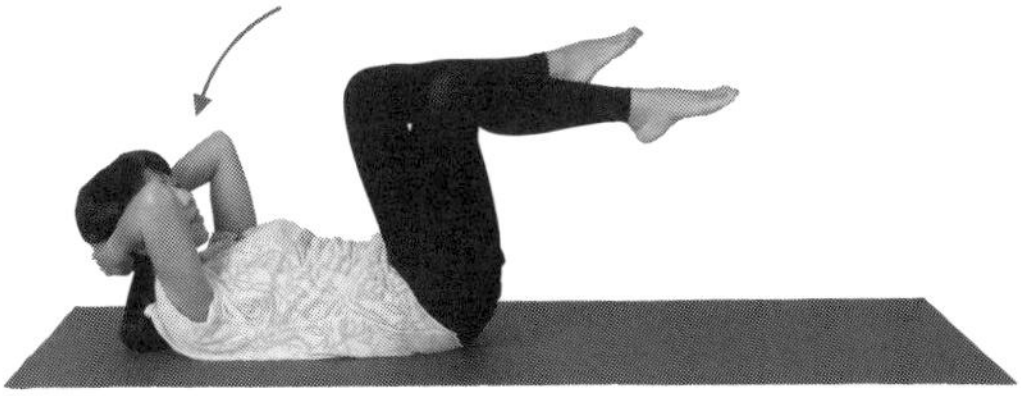

4 右側を10回終えたら、基本運動の姿勢（P117）に
戻って腹筋をよく伸ばす。

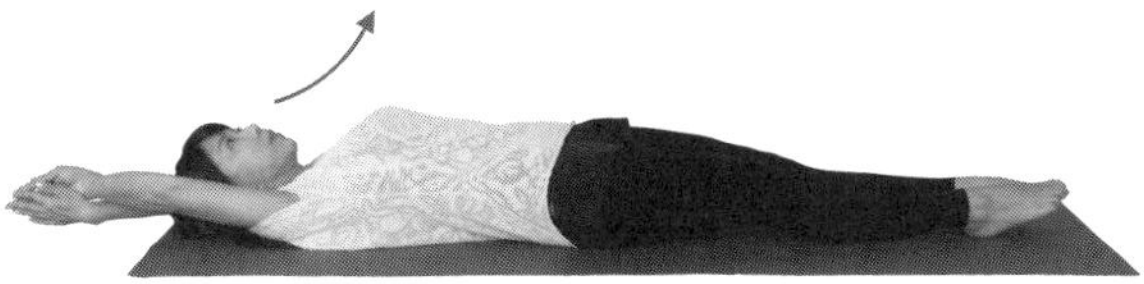

5 ひざを曲げて左足が前になるように組み、
反対側も同様に行う。

コアトレ3-1 両足上げ（うつぶせ）

腹筋だけでなく、背中側の筋肉もしっかり鍛えてバランスのよい体をつくります。足は無理に高く上げなくてもよいですが、ひざをしっかり伸ばし、できるだけ足の内側が離れないように意識することが大切です。

目標回数：3回

1 **うつぶせに寝て、ひじを肩の高さに張る。顔は真下でも横に逃がしてもOK。**

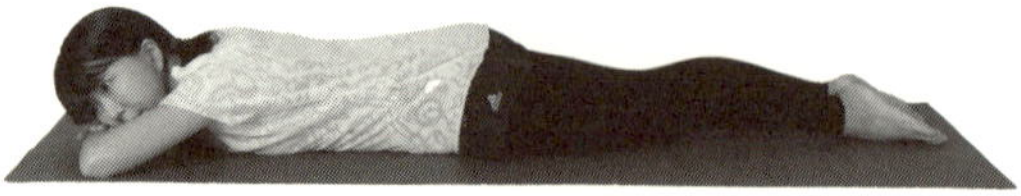

2 **ひざを伸ばした状態で、息を吐きながら両足を30度くらいまで上げる。**

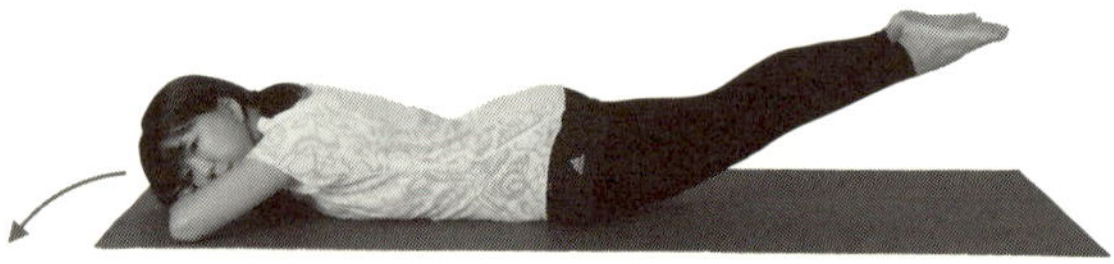

※足先だけを上げるのではなく、腰の付け根から上げるイメージで。

3 足を上げた状態をキープしながら
息を大きく吸う。

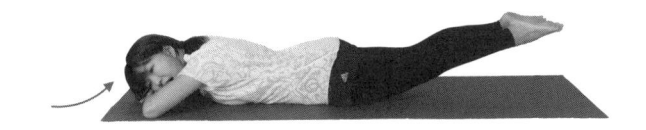

4 もう一度、足を上げた状態のまま
息を吐く。

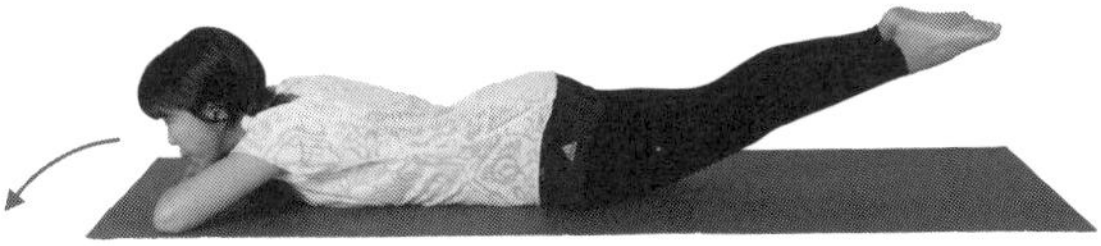

5 息を吐き切ったら筋肉を緩め、
息を吸いながらゆっくりと足をおろす。

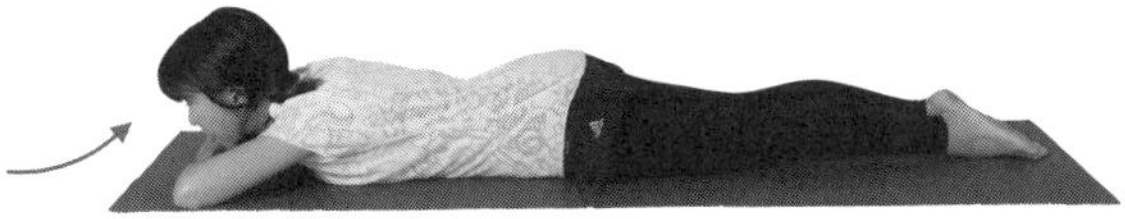

コアトレ③-2 両足上げ（うつぶせ）

少しハード

両手両足を使って、声を支える背筋や大腰筋にアプローチします。背中の筋肉は日常生活の中で使うことが少ないので、腹筋よりも少し多め（1.2倍くらい）を意識して行うといいでしょう。ヒップアップにも効果があります。

目標回数：3回

1　うつぶせに寝て、両手を頭の上へまっすぐ伸ばす。

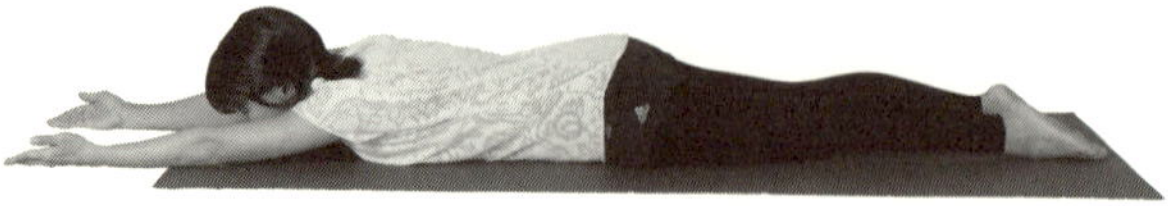

2　上体を起こしながら右手と左足をそれぞれ上げ、息を吐くと同時に数をカウントする。

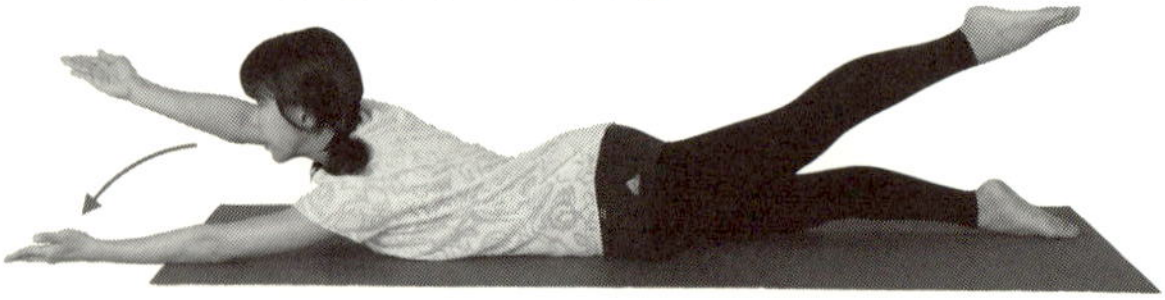

※体の内側の筋肉が引っ張り合うように意識して伸ばす。

3 息を吐き切ったら筋肉を緩め、
ゆっくり手足をおろす。

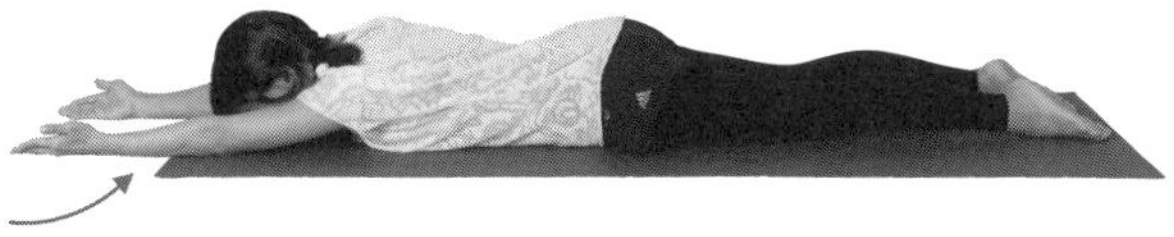

4 数をかぞえながら、
左手と右足を上げる。

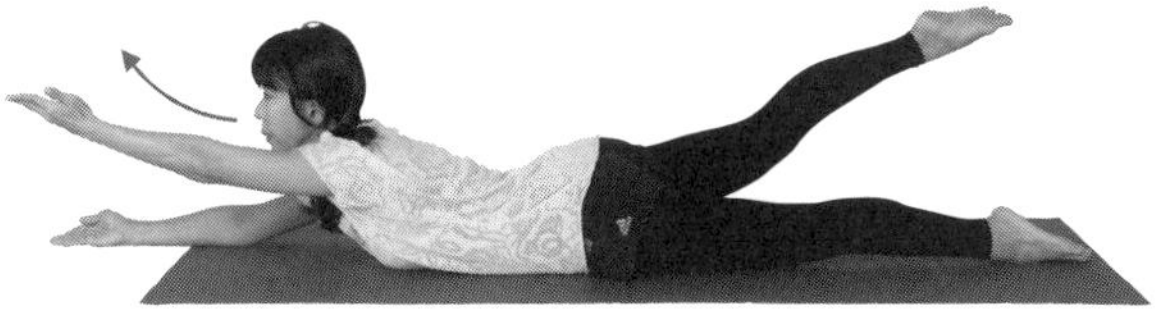

5 息を吐き切ったら筋肉を緩め、
ゆっくり手足をおろす。
右と左を交互に繰り返す。

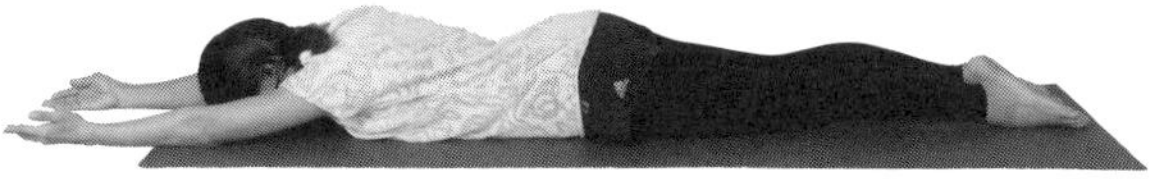

コアトレ④ 足踏み出し運動

足を持ち上げる筋肉をダイレクトに刺激し、歌うときの姿勢をしっかり支える体をつくります。姿勢が美しくなるだけでなく、加齢とともに衰えやすい太ももの筋肉の衰えを防ぎます。

目標回数：左右5回

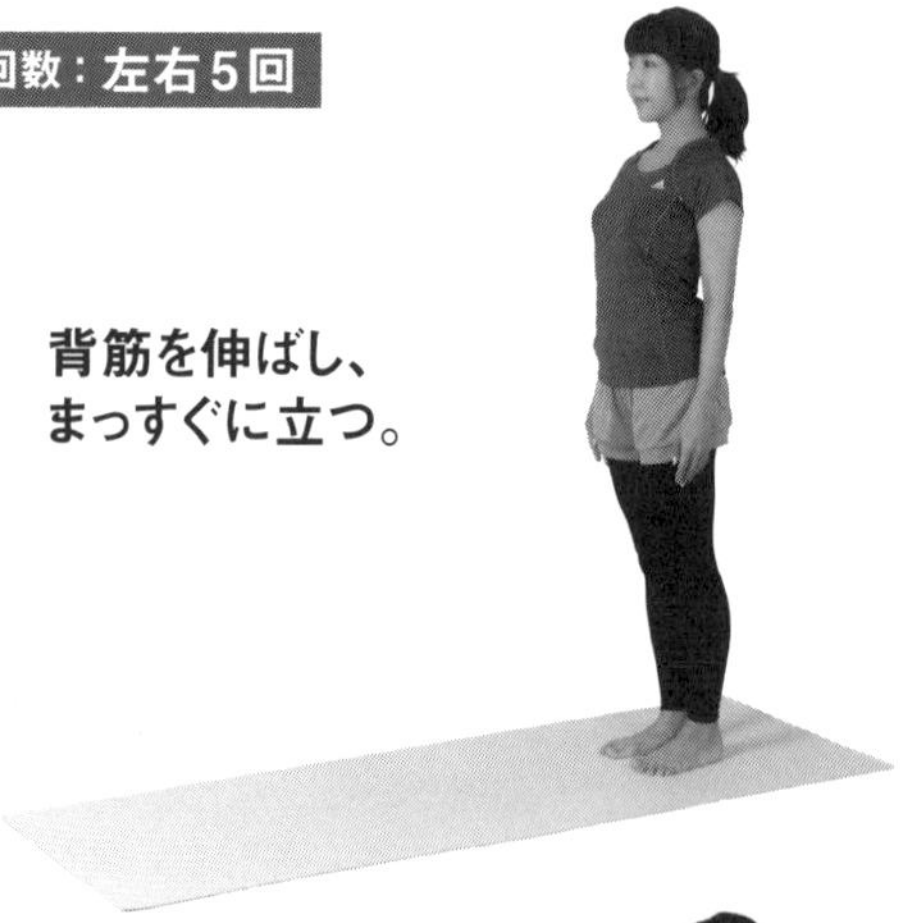

1 **背筋を伸ばし、まっすぐに立つ。**

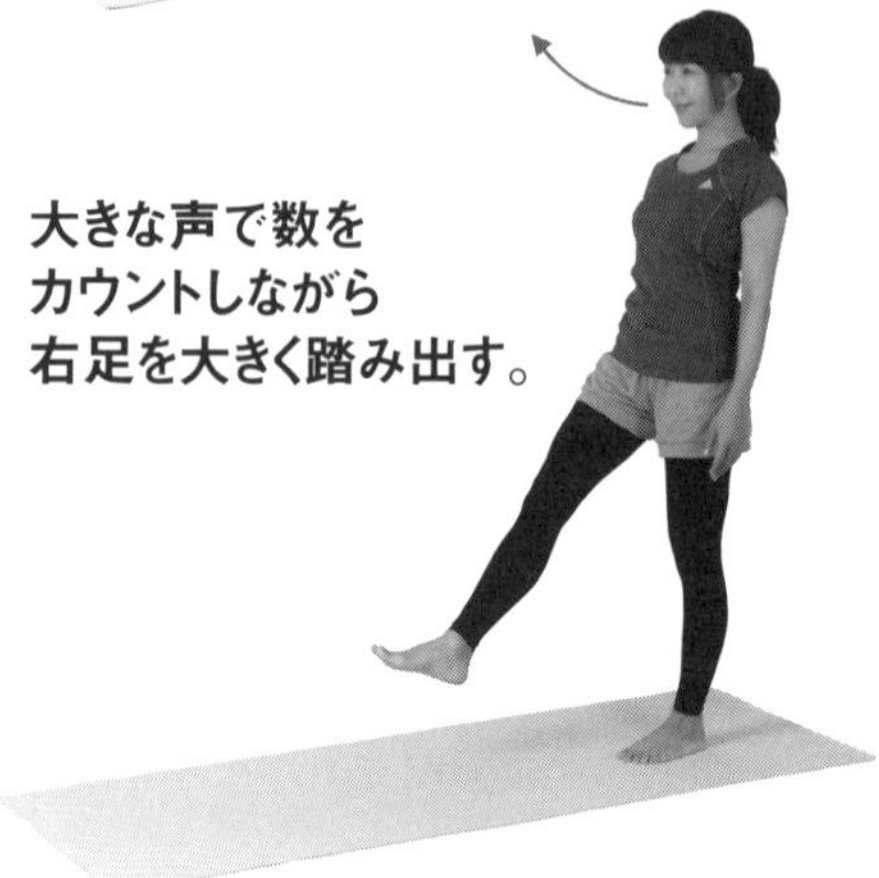

2 **大きな声で数をカウントしながら右足を大きく踏み出す。**

※歩幅は無理に大きくせず、グラグラしない程度でＯＫ。

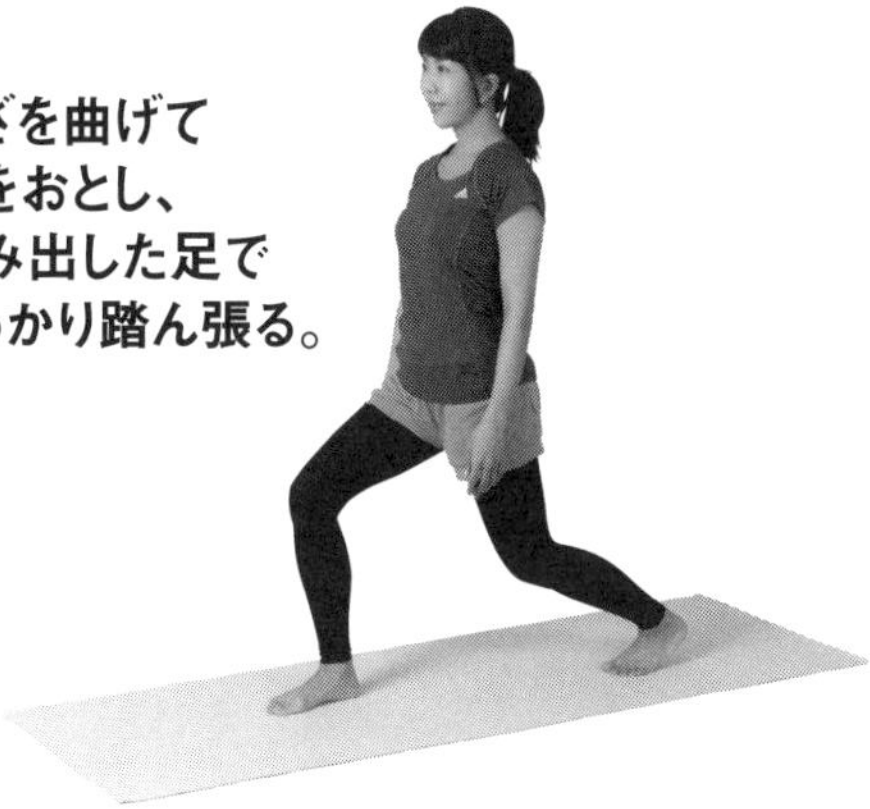

3 ひざを曲げて
腰をおとし、
踏み出した足で
しっかり踏ん張る。

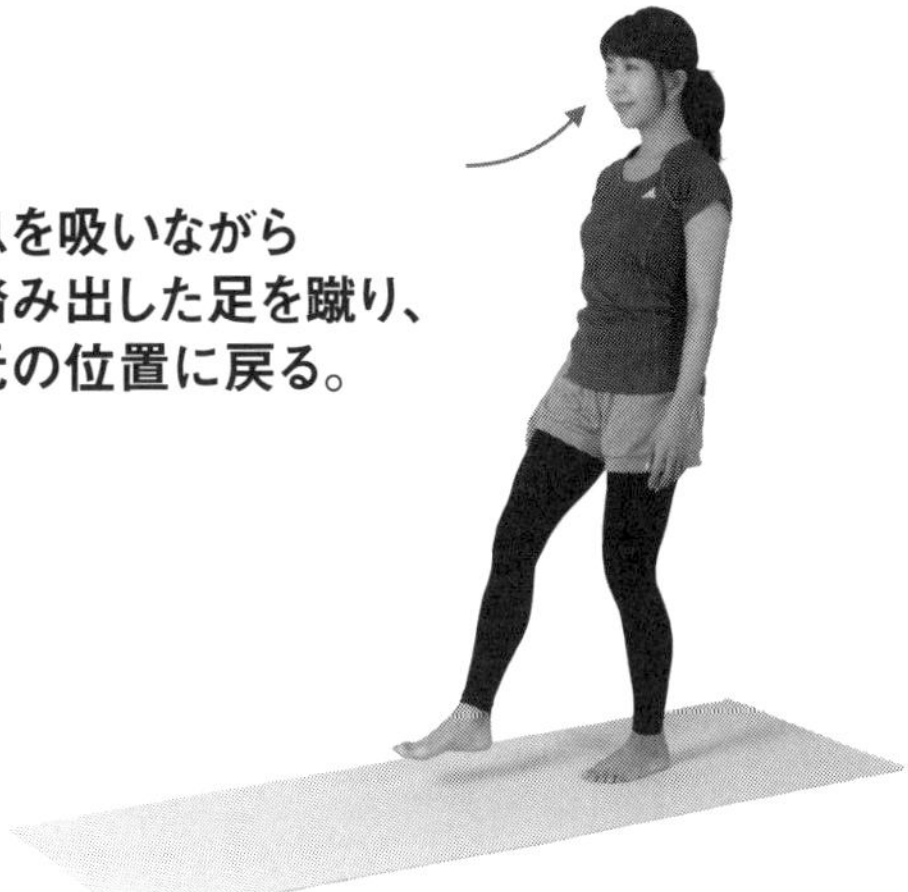

4 息を吸いながら
踏み出した足を蹴り、
元の位置に戻る。

5 反対の足も同様に行い、
左右交互に繰り返す。

声がよく出る姿勢を覚える

次はボイトレです。ボイトレは、「声がよく出る姿勢」を覚えることから始まります。声を出すことばかりに気を取られて姿勢をあまり気にしない人がいますが、それは大きな間違い。**声は姿勢によって大きな影響を受ける**からです。

歌うときの姿勢は、上半身の力を抜いてリラックスさせることが肝心。肩や背中、胸に余分な力が入っていると声帯のスムーズな振動が妨げられ、響きのある豊かな声が出にくくなります。逆に、**正しい姿勢で歌うとのどが開いて呼吸がらくになり、自然と声がよく出るようになります。**

上半身をリラックスさせる感覚がわからない人は、次の方法を試してみましょう。まず足を肩幅に開いて立ち、頭上で手をクロスさせて手のひらを合わせ、腕を思い切り伸ばします。その後、ストンと一気に腕の力を抜いて脱力します。すると、腕や肩の力が抜けるはずです　これが、上半身をリラックスさせた状態です。

正しい姿勢の作り方

1 両足を肩幅に開き、
足は中指が
まっすぐ前を
向くように立つ。

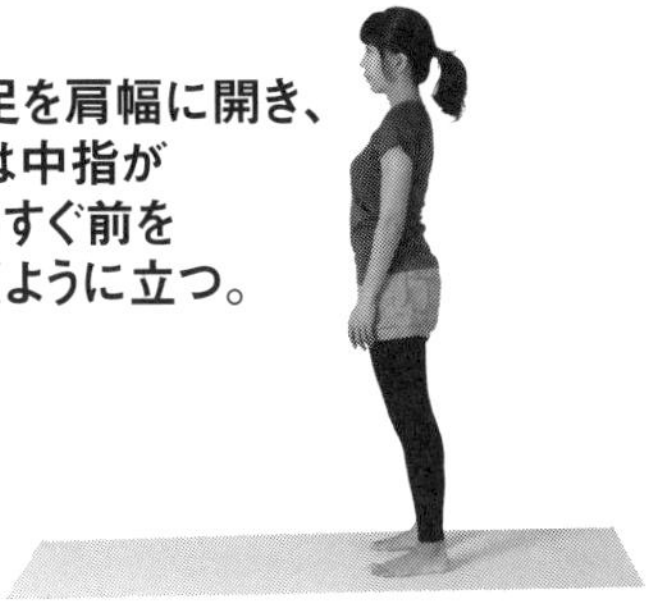

2 頭上で手をクロスさせて
手のひらを合わせ、
腕を思い切り伸ばします。

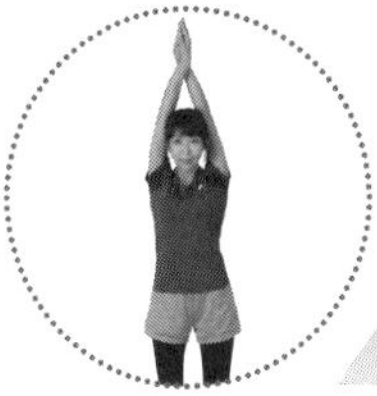

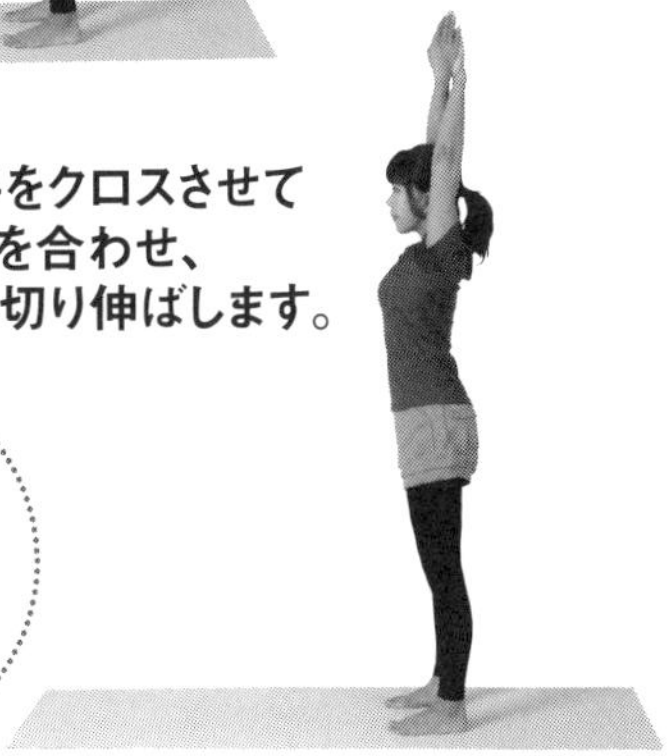

3 ストンと一気に
腕の力を抜いて
脱力します。

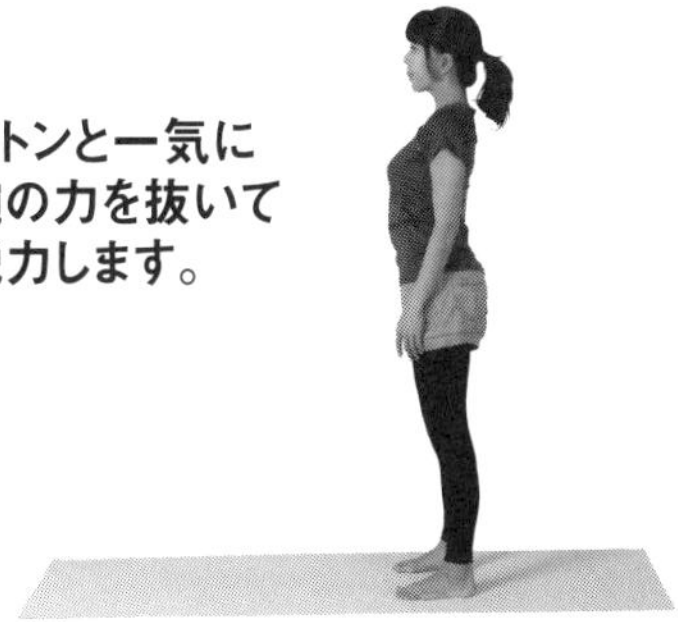

ボイトレ① 息の通りをよくする（舌を下げる）

日常生活で誰かと会話をするとき、舌の位置を気にする人はあまりいないと思いますが、歌が上手くなりたい人にとって「舌」は重要なポイント。**舌のポジションを整えるだけで、歌声は驚くほど変化します。**

まず、鏡の前で大きく口を開けて、のどの奥を見てみてください。**口蓋垂《こうがいすい》（のどの奥に垂れさがるようにある突起物）までしっかり見えていますか？**

見えている人は舌の根本がしっかり下がっている証拠。その状態で歌うと、のどの奥に広い空間ができて息の通りがよくなり、らくに声が出ます。逆に、舌が盛り上がってのどの奥が見えないという人は、舌が声の通り道をふさいでいることになります。

最初のボイトレは舌を下げるトレーニングです。舌の柔軟性は、誰でもトレーニングでどんどんアップするので安心してください。家でも簡単にできるので、歯磨きをするときやちょっとした空き時間などに鏡の前で練習してみるといいでしょう。慣れてくると、意識しなくても自然と舌が下がるようになります。

1 口を開け、舌の根本を下げる。

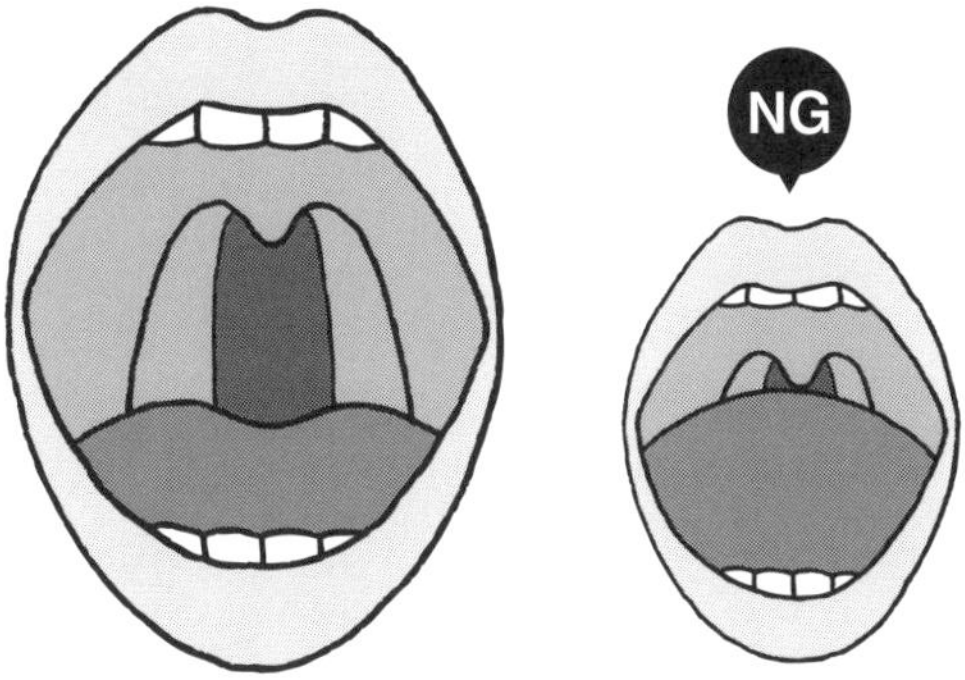

※口蓋垂が見えるくらいまで下げるのがベスト。舌と軟口蓋（のどの上あご部分）がくっついているのはＮＧ。

2 舌を下げた状態で あくびのような声を出す。

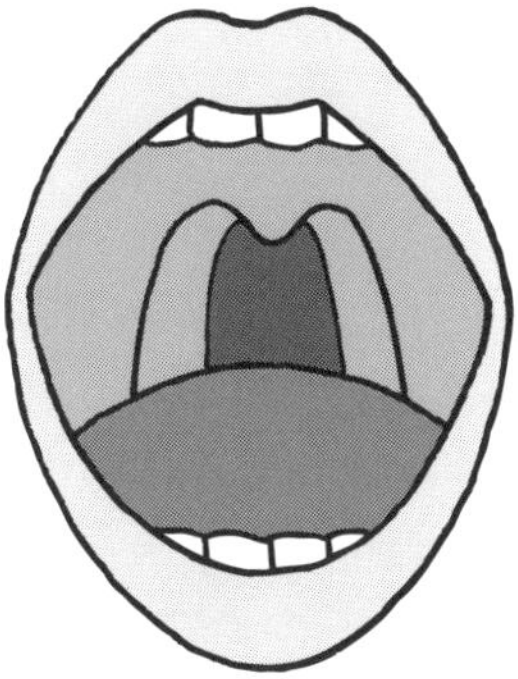

※本当にあくびが出たときに声を出してみると感覚がつかみやすくなる。

ボイトレ② のどの負担を減らす（あくび）

「舌を下げてあくびのような音を出す」と言葉にすると、なんとなく難しそうに思えるかもしれませんが、あくびは誰もが経験したことのある生理現象。実際に練習してみるとコツをつかむのは意外と簡単です。

あくびで大きな口を開けて空気を吐き出すとき、私たちは無意識にのどの奥を開いて空気の通り道をつくっています。そのため、**あくびの感覚で発声練習をすることは、歌が上手くなるための基礎づくりに最適**なのです。

声を出すときは呼吸とともに大きな空気が口から入ったり出たりしますが、その空気がのどを直撃すると、当然のどを痛める原因となってしまいます。しかし、あくびの要領で鼻腔に抜け道をつくると、のどへの負担を減らして守ることができます。

「長く音を出そう」とがんばる必要はありません。**あくびの発声は「軽く」行うほうが音域を広げられます。**本当のあくびのように軽く息を吐くようなイメージで、低い音、中くらいの音、高い音など、いろいろな音を出してみましょう。

1 **大きく口を開いて舌を下げ、鼻腔に息を当てる感覚で、あくびをするように「あ～ぁ」と声を出す。**

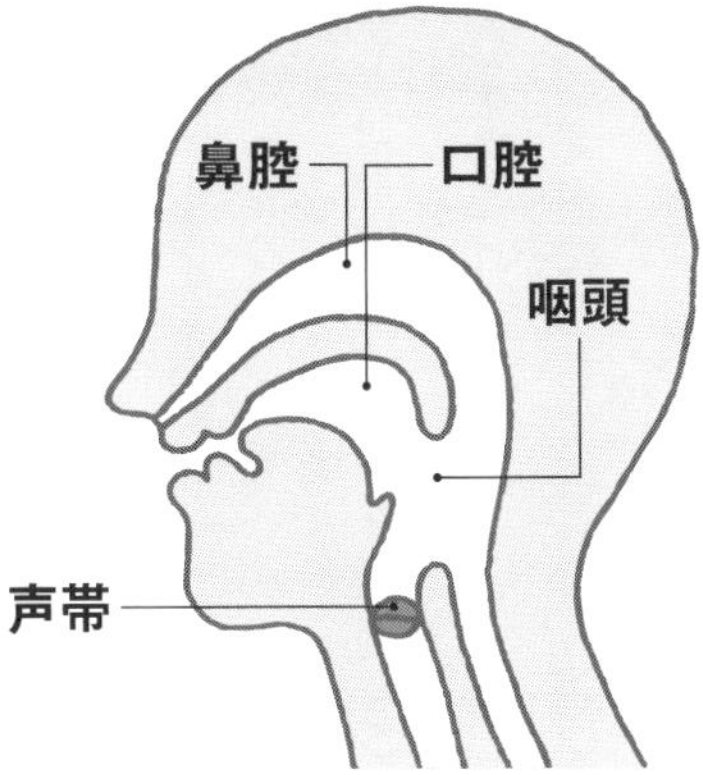

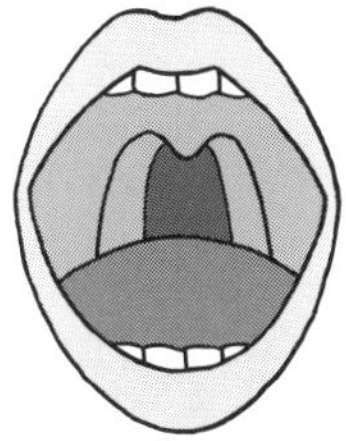

※本当にあくびが出た時、実際に声を出してみると感覚がつかみやすい。

2 **そのまま続けて「あ～ぁ」というあくびの声を出しながら、「ド・レ・ミ・ファ…」というように音階を上げていく。**

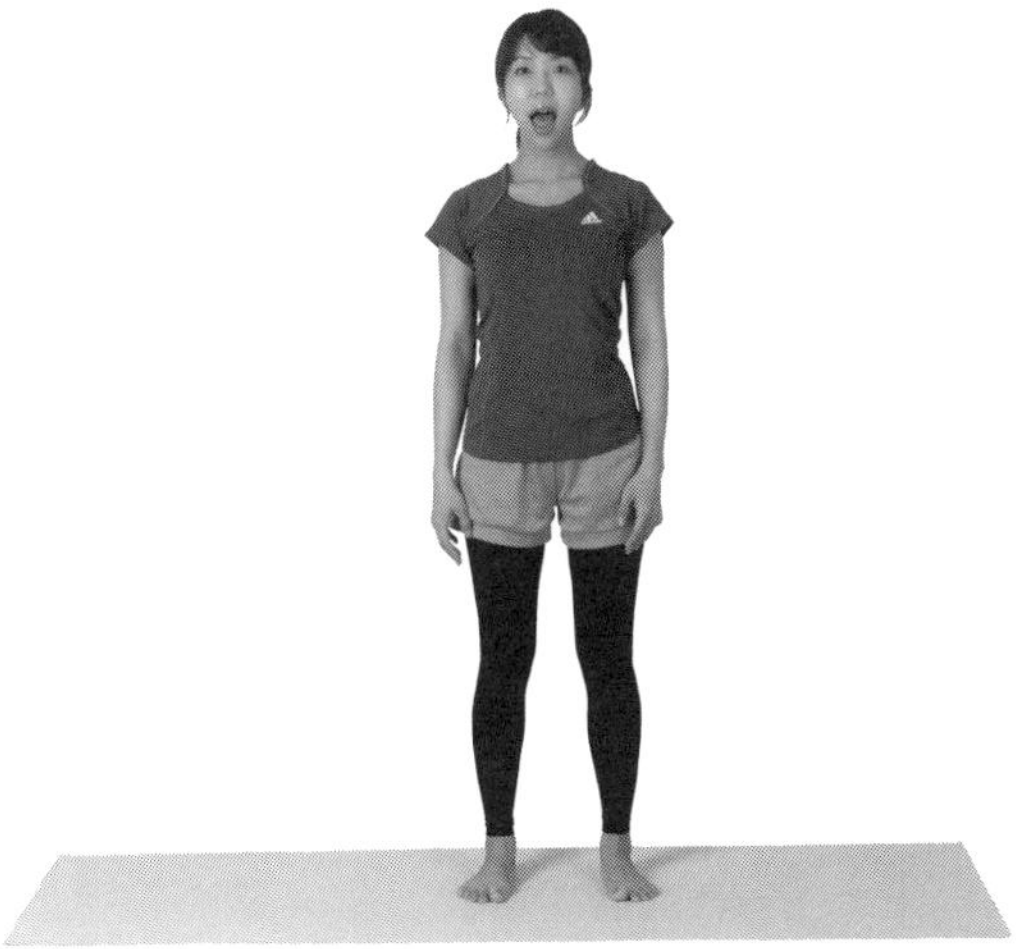

ボイトレ③ 音域を広げる（ハミング）

正しい姿勢と舌のポジションができたら、次はハミングです。

ハミングとは、口を閉じた状態で「ン〜」と鼻から抜けるように音を出すことです。声の響きや音程をトレーニングするために効果的な練習方法です。

ハミングで発声練習をするときは、「船の汽笛の音」をイメージしながら鼻腔に強い息を当てて発声するのがポイント。音は無理に長く伸ばさず、大きく出す必要もありません。鼻腔ではなくのどに当てて無理に高い音を出そうとすると、すぐに苦しくなり、のどを痛める原因になるので注意してください。

鼻腔に空気がうまく当たって響く声が出るようになると、地声と裏声の切り替えがスムーズになり、きれいな高音が出るようになります。また、ハミングは高音を出すのが難しいので、ハミングで少しずつ音を上げていく練習をすることで、実際に声を出して歌うときの音域もどんどん幅が広がります。

発声練習では強い息が何度ものどを通過するため、のどが乾燥しやすくなります。
水分をこまめに補給するように気をつけましょう。

1　舌を下げて口を閉じ、鼻腔に息を当てる感覚で「ン～」と発声する。

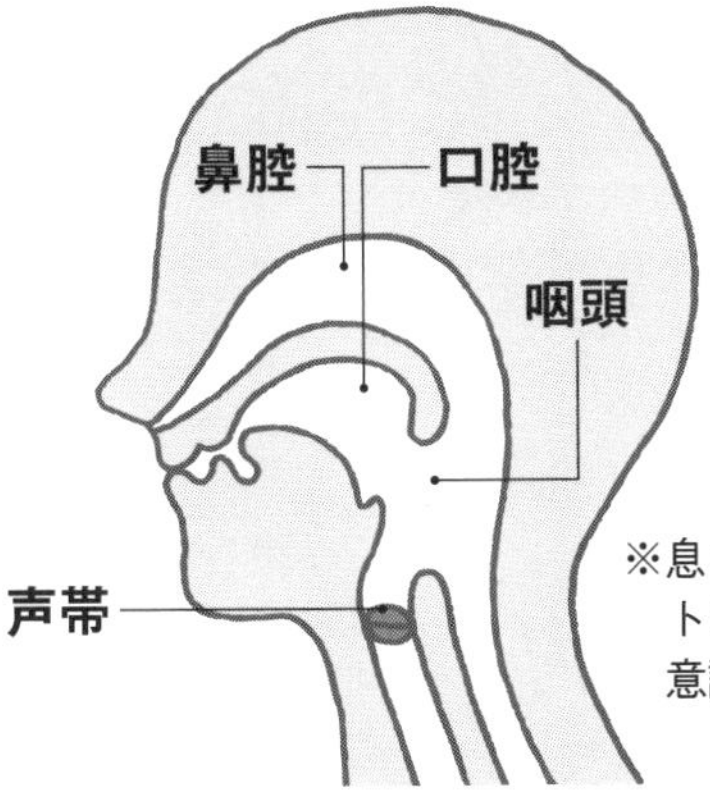

※息を吐くときはコアトレで使った筋肉を意識する

2　息を吐き切ったら口を開け、口と鼻の両方で息を吸う（ブレス）。

3　そのまま続けて「ン～」とハミングしながら、「ド・レ・ミ・ファ…」というように音階を上げていく。

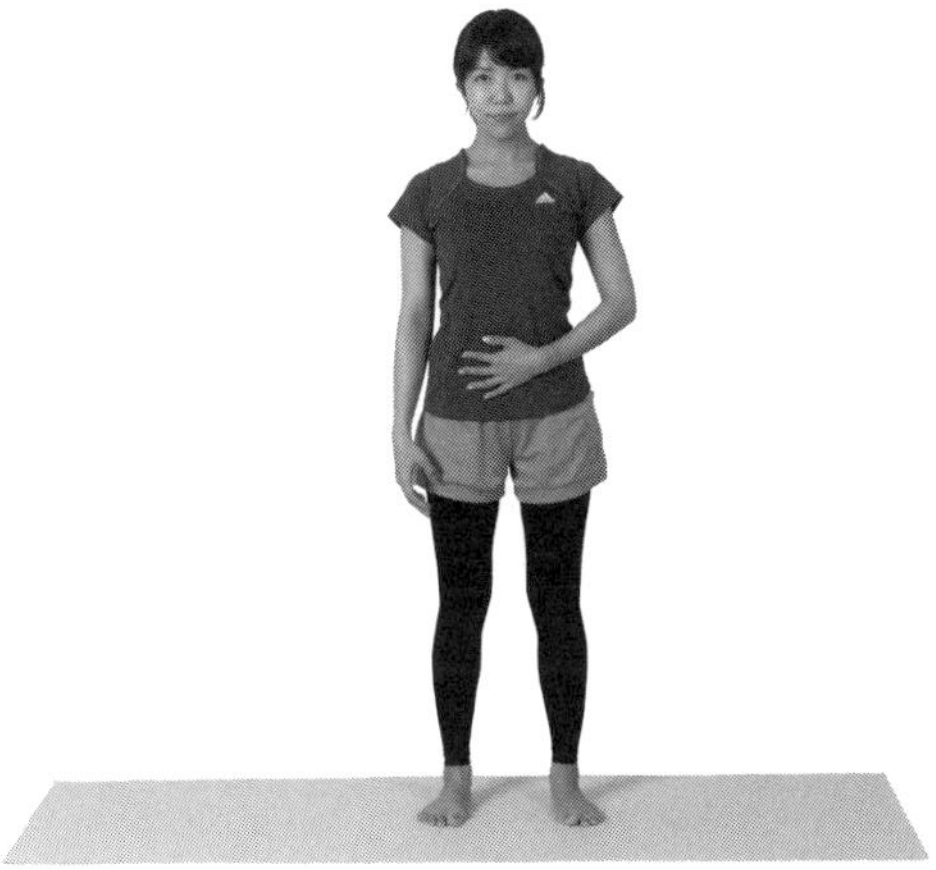

ボイトレ④ お腹を使って歌う（発声と筋肉の連動）

ボイトレは、コアトレで鍛えた筋肉を連動させることで、より高い効果を得ることができます。

コアトレの基本運動で行ったコア周辺の筋肉を上下に引っ張り合うようなイメージで、インナーマッスルを強く意識して声を出してみましょう。**初めのうちは、お腹に手を置いて発声すると、どこの筋肉を使って声を支えているのかがわかりやすいかもしれません。**

また、ひざを曲げて息を吸い、ひざを伸ばしながら発声するというように、ちょっとした動きをプラスするだけで、驚くほど声が出やすくなります。

もちろん、このプラスアルファの動きは練習のときだけで十分です。トレーニングを繰り返すうちに、意識しなくても体が筋肉の引っ張り合いを覚えるので、普通に立っていても自然とよい声で歌えるようになります。

パターンⒶ

1　両足を肩幅に開き、足は中指がまっすぐ前に向くにようにして立つ。

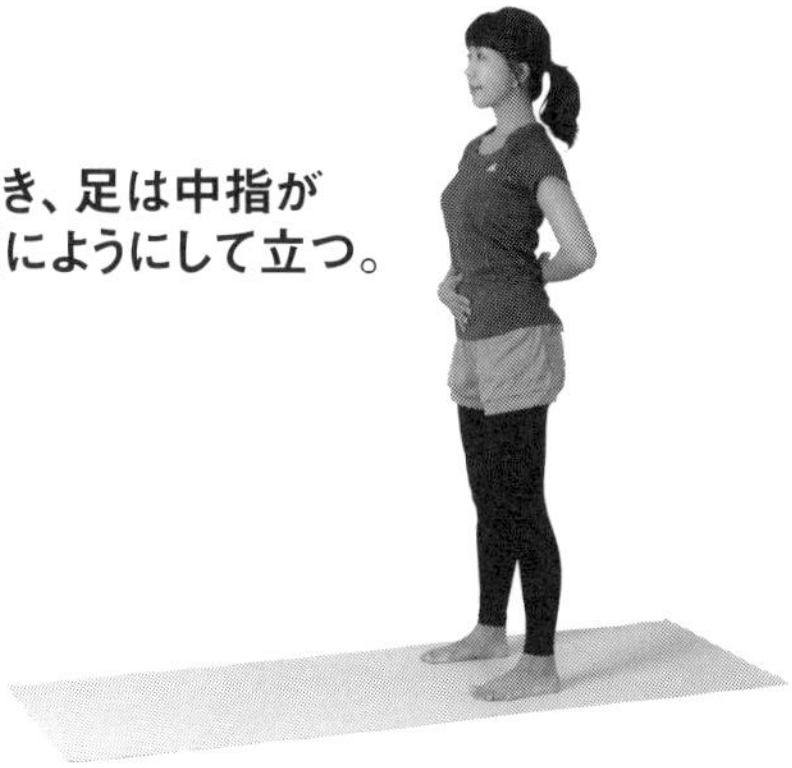

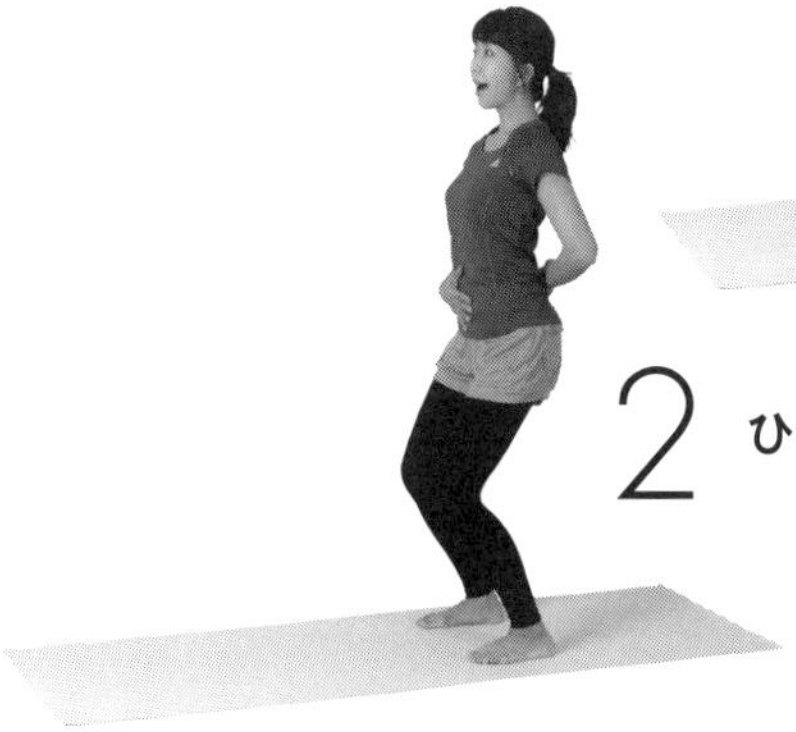

2　ひざをしっかり曲げて息を吸う。

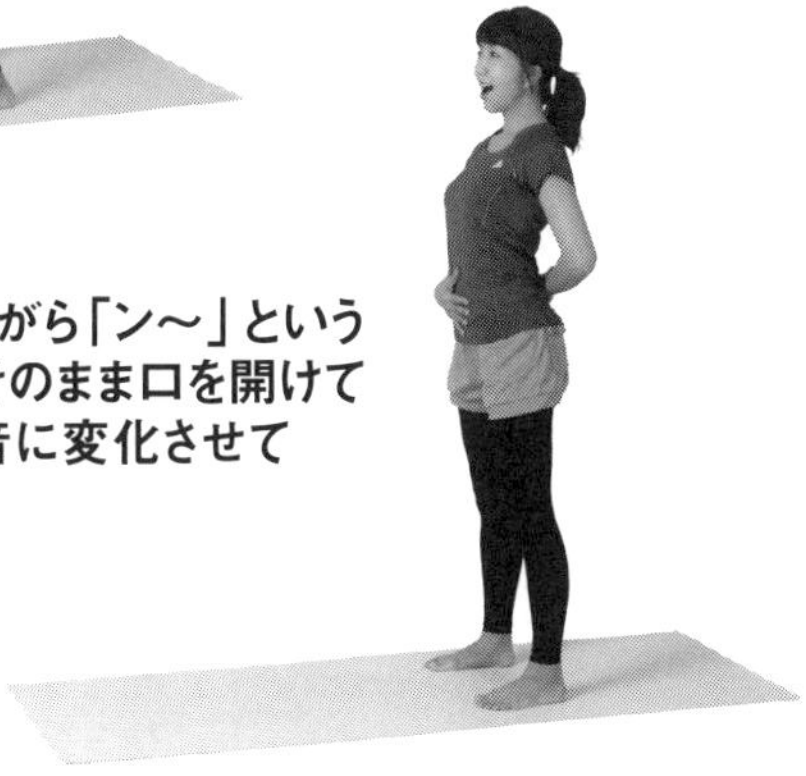

3　ひざを伸ばしながら「ン～」というハミングをし、そのまま口を開けて「マ～」という音に変化させて発声をする。

4　発声と一緒に息を吐き切ったら、ひざを軽く曲げて腹筋を緩め、再び息を吸う（ブレス）。

パターンⒷ

1　パターンⒶと同様に、両足を肩幅に開き、足は中指がまっすぐ前を向くように立つ。

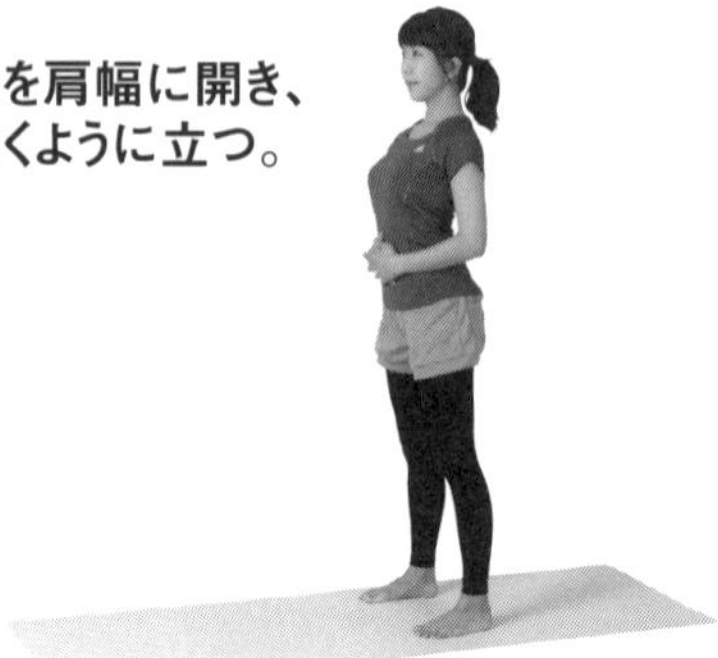

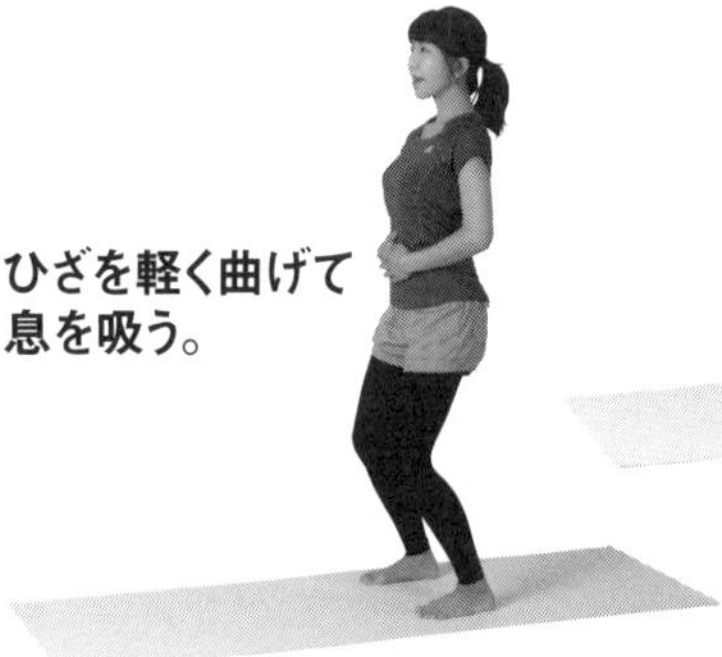

2　ひざを軽く曲げて息を吸う。

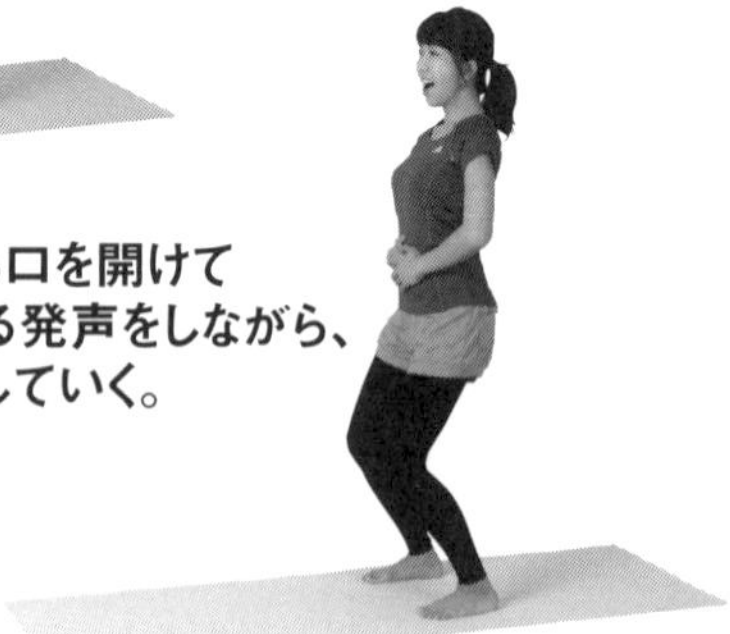

3　「ン〜マ〜」とハミングから口を開けて「マ」という音に変化させる発声をしながら、さらに深くひざと腰を落としていく。

※上体は床に対して垂直をキープし、体が前に倒れないように気をつける。

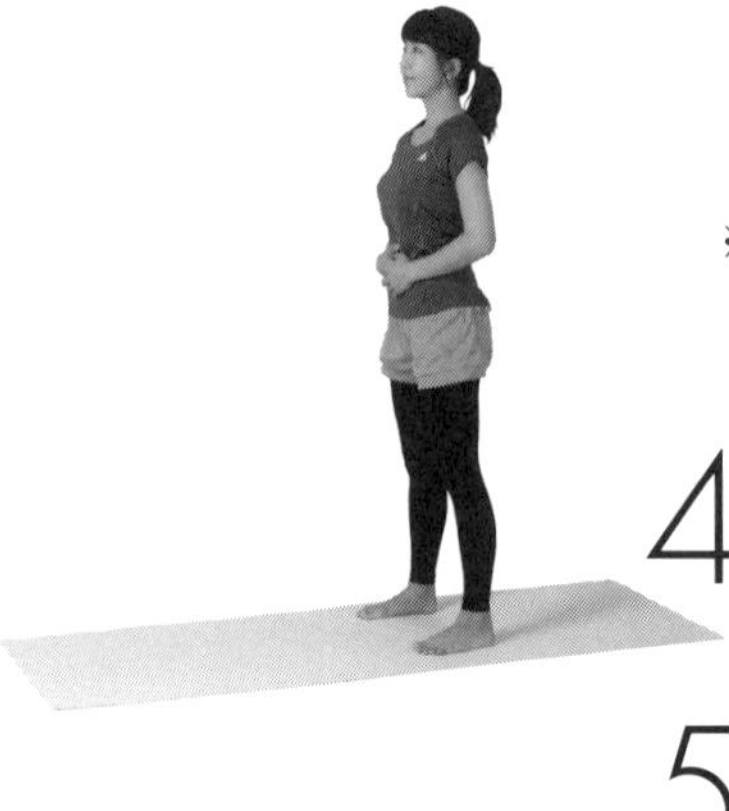

4　発声と一緒に吐き切ったら、息を吸いながら腹筋を緩めてひざを伸ばす。

5　以降、「ド・ド#・レ・レ#・ミ…」というように半音ずつ音階を上げていく。

ボイトレ⑤ 口まわりをスッキリ（リップロールとタントリル）

声を出すとき、口のまわりに余分な力が入っていると音の伝達を妨げ、声の響きを半減させてしまいます。そこで、**「リップロール」というトレーニングで、口のまわりの力を抜く練習**をしましょう。**リップロールとは、唇をブルブル震わせて声を出す練習法**です。唇付近の筋肉をリラックスさせるだけでなく、顔の中心である鼻腔に音を集めて均一にし、中音域を響かせる効果もあります。初めは音を出さずに唇を震えさせる練習をして、慣れてきたらいろいろな音程を出してみましょう。

舌の根本の余分な力を取るのに効果的な練習方法が、「タントリル」です。**いわゆる「巻き舌」**のことで、リップロールとは逆に、最初から「トゥルルル……」と声を出しながら行ったほうがうまくいきます。あくびで舌が下がらない人は、舌の根本が硬くなっているので、タントリルで舌の力を抜く練習がとくにおすすめです。タントリルができるようになると、低音域が広がり、音の響きがさらに向上します。

リップロール

1 唇を軽く閉じた状態で強く息を吐き、
唇を「ブルブルブル」と震わせる。

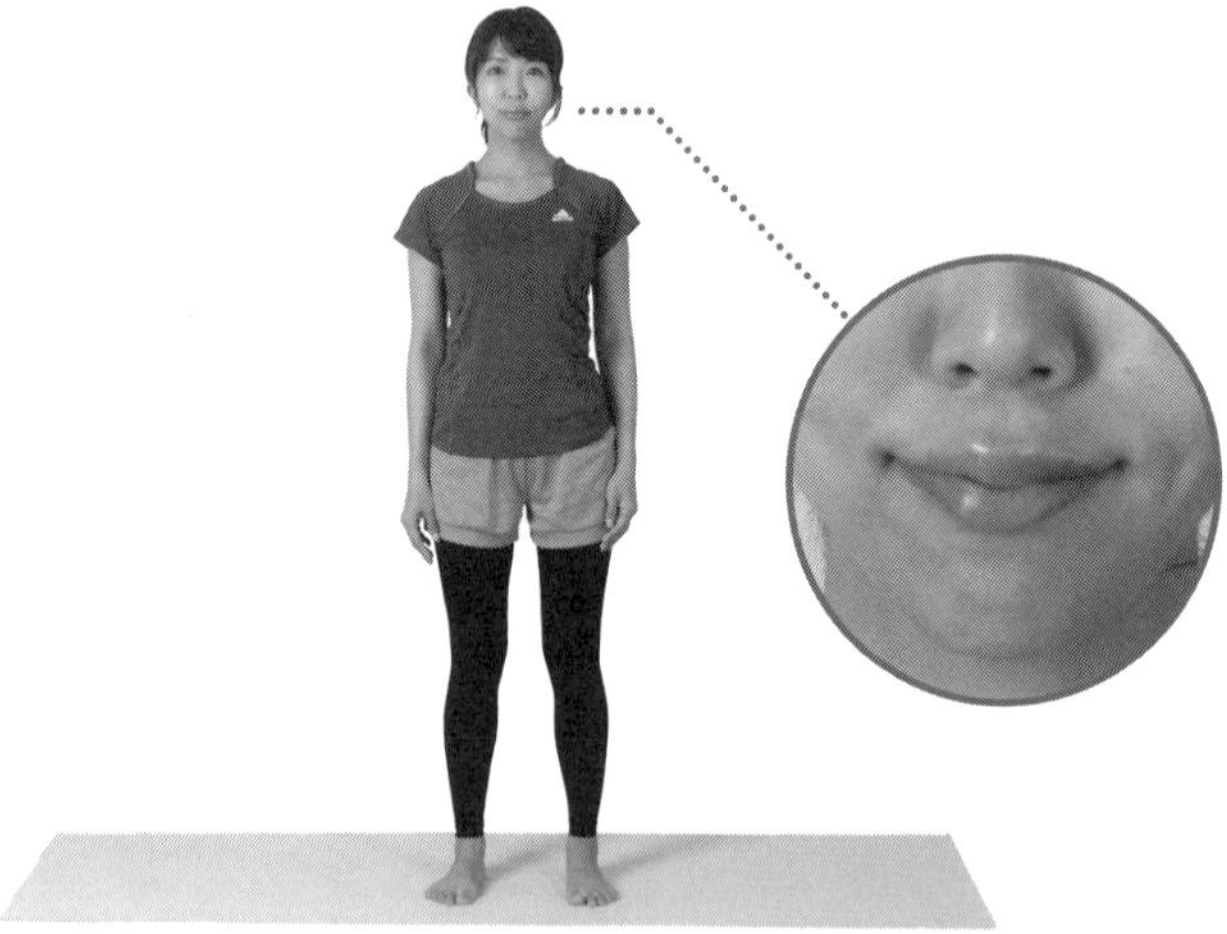

※唇をうまく振動させられないときは、口を大きく縦に開けてゆっくり閉める、横に大きく開けてゆっくり閉める、という動作を3回ほど繰り返してから行うと、コツがつかみやすくなる。

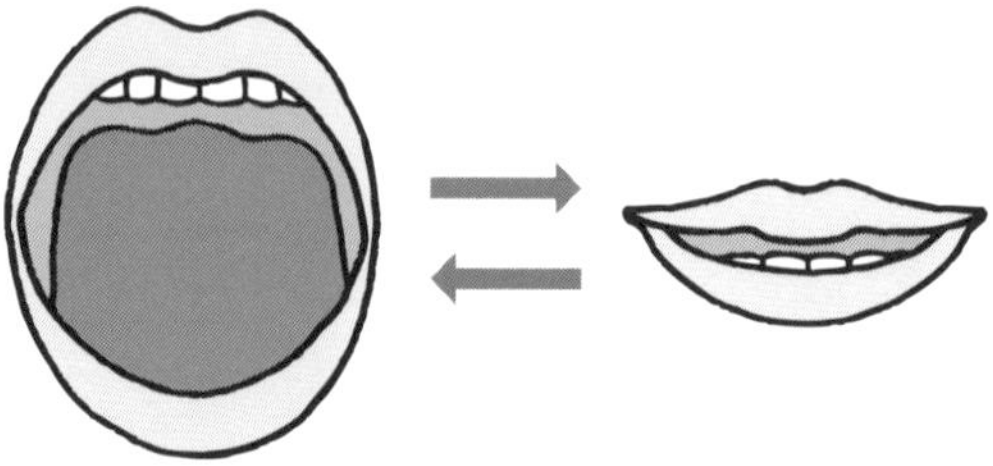

2 音程をつけて、「ド・ド♯・レ・レ♯・ミ…」
というように半音ずつ音階を上げていく。

タントリル

1 上の歯の裏側に舌を当て、舌先の力を抜いて
息を吹きながら「トゥルルルル……」と振動させる。

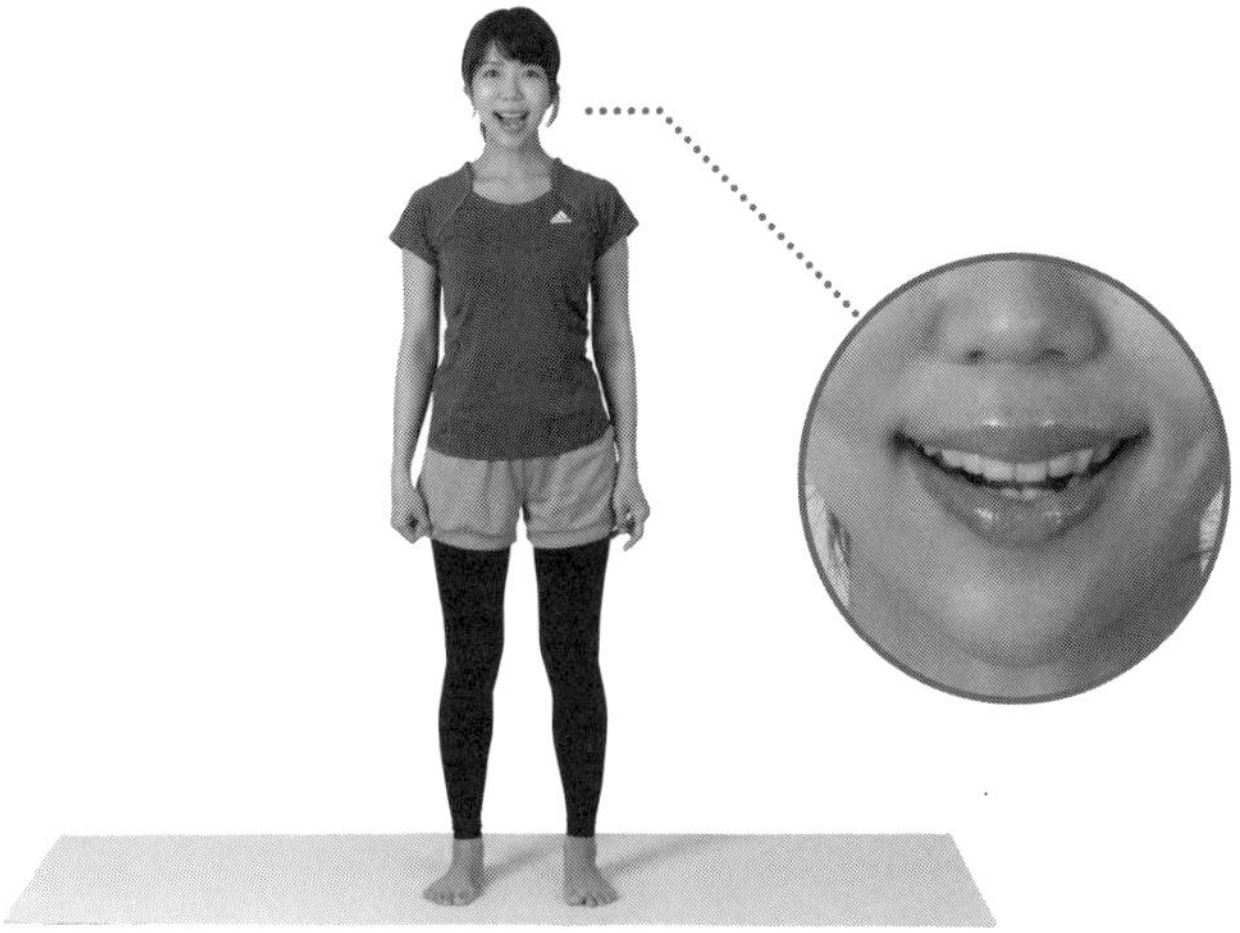

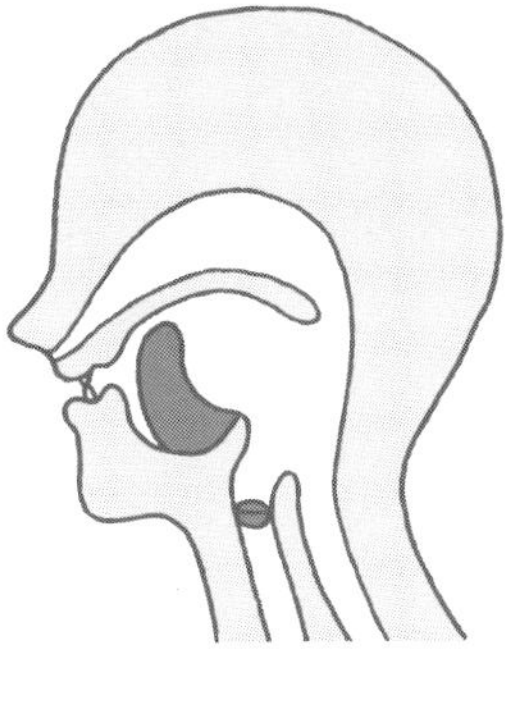

※ほんの一瞬でも構わないので、音とともに勢いよく息を吐いていると、少しずつ長い音が出せるようになってくる。

2 音程をつけて、「ド・ド#・レ・レ#・ミ…」
というように半音ずつ音階を上げていく。

コアボイスで歌ってスリムになる

コア×ボイストレーニングには、歌が上手くなる以外にもうれしいメリットがありました。それは、**ダイエット効果がある**ということです。

「〇歳を過ぎて太ったら痩せない」と言う人がいますが、そんなことはありません。私自身、四〇歳半ばでこのトレーニングを始めて、声だけでなく体にもうれしい変化が起きました。なんとウエストは細くくびれ、ヒップは持ち上がり、バストはサイズアップしたのです。二〇代の頃より、むしろ今のほうがバランスのいい体になっています。効果が現れたのは、私だけでなく、レッスンに通われている生徒さんの中にも大勢いらっしゃいます。

なぜコア×ボイストレーニングにダイエット効果があったのかというと、それはインナーマッスルを鍛えていたからです。

インナーマッスルを鍛えると、筋肉量が増えて基礎代謝が上がります。基礎代謝が上がると、全身の細胞すみずみまでしっかりと酸素や栄養素が行きわたるようになり、脂肪が燃えやすい体へと変化します。それと同時に、**ゆがんだ姿勢を改善することで内臓の位置を正し、余分な脂肪がつきにくくなります。**つまり、太りにくく痩せやすい体質になるのです。

また、特定の筋肉だけを鍛える筋肉トレーニングとは異なり、バランスよく引き締まった体になるのも大きなポイント。**腹式呼吸でお腹まわりが刺激され、ウエストラインもすっきり**します。そのほかにも、スタミナのある疲れにくい体をつくる、腰痛や肩こりを緩和させるなど、健康面でもうれしい効果が期待できます。

column 3

うたと健康に関する新しい資格「音楽健康指導士」

音楽と運動、健康指導に関する民間資格に新しい資格が誕生しました。それが、「音楽健康指導士」。従来の資格とどこが違うのかというと、「カラオケ」が活動のベースにある点です。音楽健康指導士は、カラオケの人を集める力を利用して、「健康増進・介護予防・コミュニティ形成」を目的に、対象者が楽しみながら自然と継続できる音楽セッション活動を行います。

養成カリキュラムは、「うたと音楽」が高齢者の介護予防などに及ぼす効果について研究を続けてきた東北福祉大学の監修、日本抗加齢医学会の後援で構築され、既に運用が始まっています。

二〇一五年度中に、音楽健康セッションのアシスタントができる「準2級」、既存プログラムを活用した音楽健康セッションが実践できる「2級」合わせて、計一〇〇〇名の音楽健康指導士が誕生する予定です。

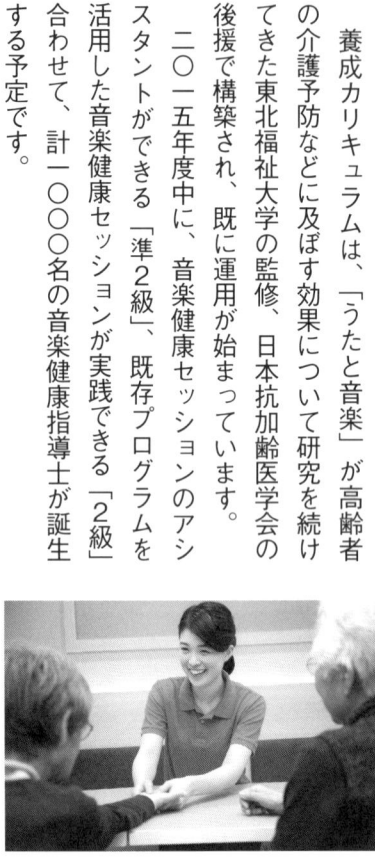

カラオケを利用した新しい
健康指導が始まる。

第 4 章

歌の健康効果を高める方法②

幸せホルモンがどんどん出てくる歌い方

第4章では、100の声を持つといわれ、
カラオケガイドヴォーカル2000曲を超える
実績を持つ田才靖子先生に、
歌を楽しみながら上手くなるための
簡単なアドバイスをしていただきます。

体を動かしてリズム感を身につける

第四章では、「幸せホルモン」がどんどん出てくるように、楽しくなる歌い方について話していきたいと思います。ちょっとしたコツをつかめば、誰でも上手く歌えるようになります。

歌が上手くなるには、まずリズム感を身につけることです。

歌が苦手な人から「私はリズム感がないから」という言葉が返ってくることがありますが、リズム感は生まれ持った才能だからとあきらめることはありません。**そもそもリズム感がまったくない人はいないと思います。**

音楽を聴いているとき、無意識に頭やつま先など体を動かしていたという経験はありませんか？　**リズム感は誰もが持っている自然な感覚**なのです。磨けば、どんどんリズム感はついていくものです。

リズム感を鍛える簡単な方法は、日頃から音楽に合わせてリズムをとってみることです。歌詞だけでなく伴奏をよく聞き、体を大きく揺らしたり、両腕を左右にスウィングしたり、足で床を叩いたりと、積極的に体を動かしてみましょう。歌手の振り付けを真似してみるのもおすすめです。

リズム感を鍛える①
音楽に合わせて体を動かす

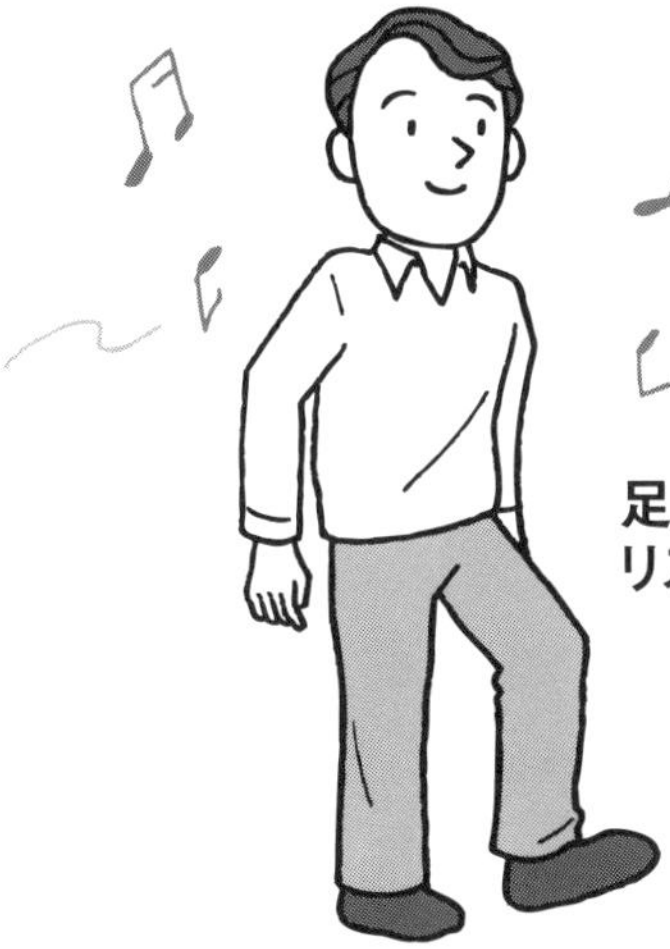

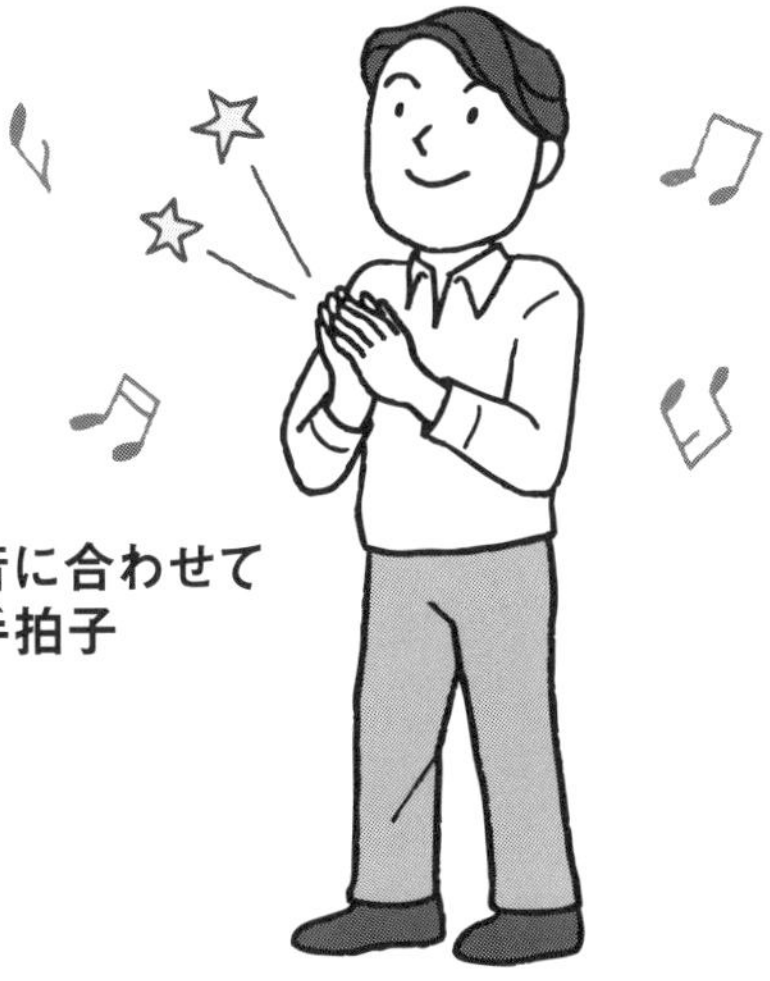

また、足踏みしながら、歩きながらなど、動きながら歌うようにすると、一定のテンポで流れていくリズム感覚がつかみやすくなります。このとき、少しぐらい大げさかな？と思うくらいに大胆に動くのがポイント。恥ずかしがらずに、楽しく音楽に身を任せてみましょう。

［リズム感を鍛える② **歩きながら歌う**］

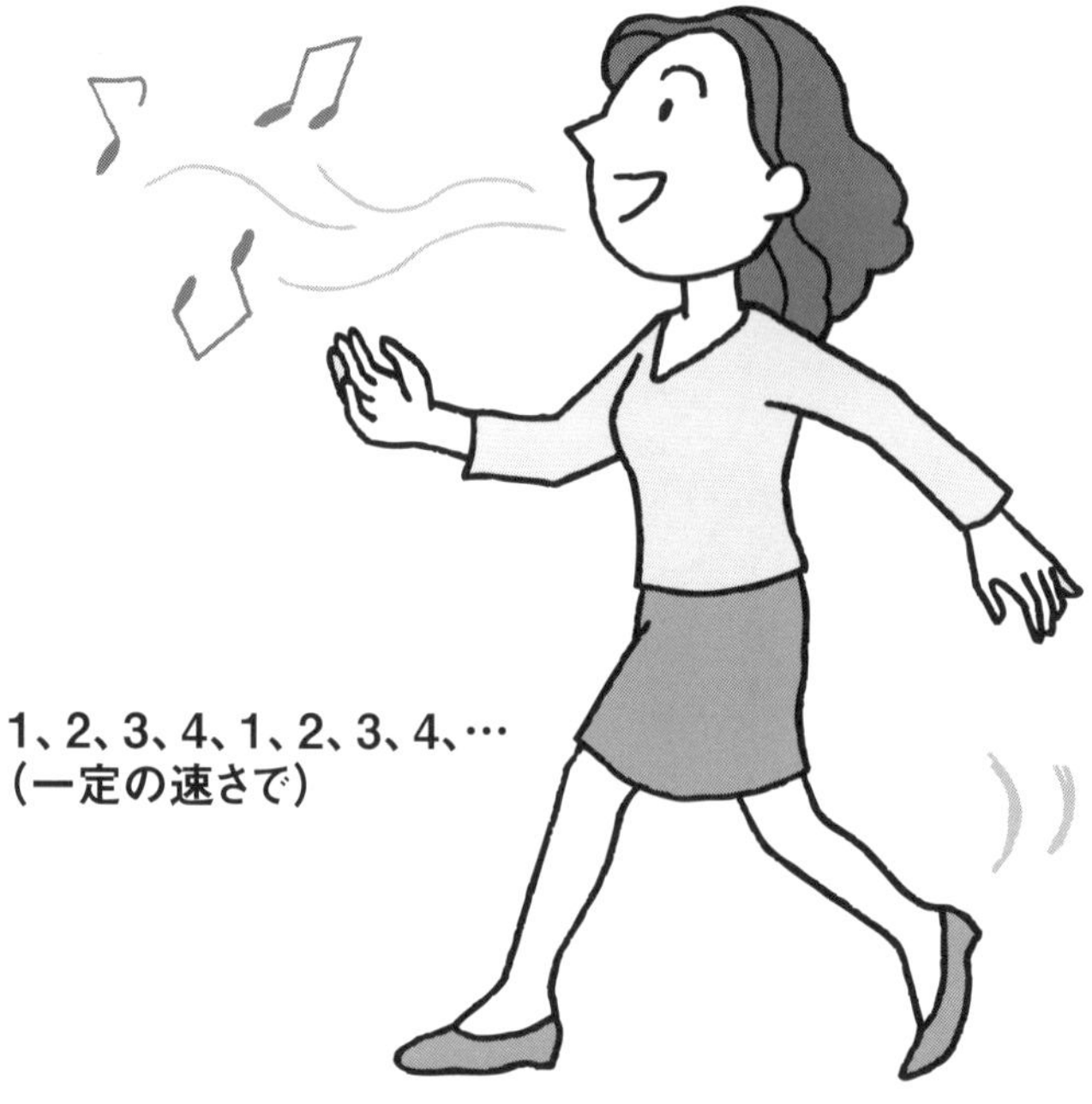

新しい曲にチャレンジするときも、曲の流れ（メロディ）より、まずその曲が刻む拍子（リズム）です。メロディを覚えるとすぐに歌いたくなりますが、リズムがずれていると最後まで歌うことができません。多少リズムを無視して歌いきったとしても、正確なリズムを覚えないと、いつまでたっても、その曲をマスターできないことになります。

新しい曲にチャレンジするときは、歌わずに、まずカラオケの伴奏をよく聞くことです。歌い始めると、どうしても自分の声ばかりが気になってしまい、伴奏に対する意識がおろそかになります。伴奏に耳を傾け、リズムにだけ集中しましょう。リズムを意識しながら聞くことに専念すると、リズムに合わせて自然に体が動いている自分がいるはずです。

そのとき、手拍子を打ってみましょう。手拍子もリズム感を養うトレーニングとしても有効な方法です。**カラオケでほかの人が歌っていると一緒に口ずさみたくなるかもしれませんが、ひとまずその気持ちを抑えて、曲に合わせて手拍子を打つ。**そうするだけで自然とリズムがとれるようになります。

歌いたい曲はまず何度か流して聞いてみる

歌が上手くなるには正確なリズムに加えて、メロディを正しく歌えるようになることも大切です。歌が苦手という人のハードルになるところでもありますが、私の経験からお話ししますと、**人に合わせる気持ちがあれば誰でも正しいメロディで歌えるようになります。**

そのために最初にすることとは、とにかく歌いたいと思っている曲を真剣に聞くことです。**オリジナル歌手のＣＤやお手本となる人の歌をよく聞く人は、早く上達します。**

そもそも曲をしっかり聞かないと、メロディやリズムを正しくつかむことができませんし、歌い出しや息継ぎのタイミングもよくわかりません。わかったつもりで自己流で歌い始めると、上達の道のりが遠くなります。

音がずれる人は、歌うことが苦手という以前に、曲をしっかり聞いていないことが多いようです。**まずは、フルコーラス流して聞くようにしましょう。**そして、自分の覚えやすいフレーズが口ずさめるようになってきたら、歌いやすいところから徐々に歌い始めるほうが、一曲マスターする近道になります。

メロディを正しく覚える①
フルコーラス流して聞く

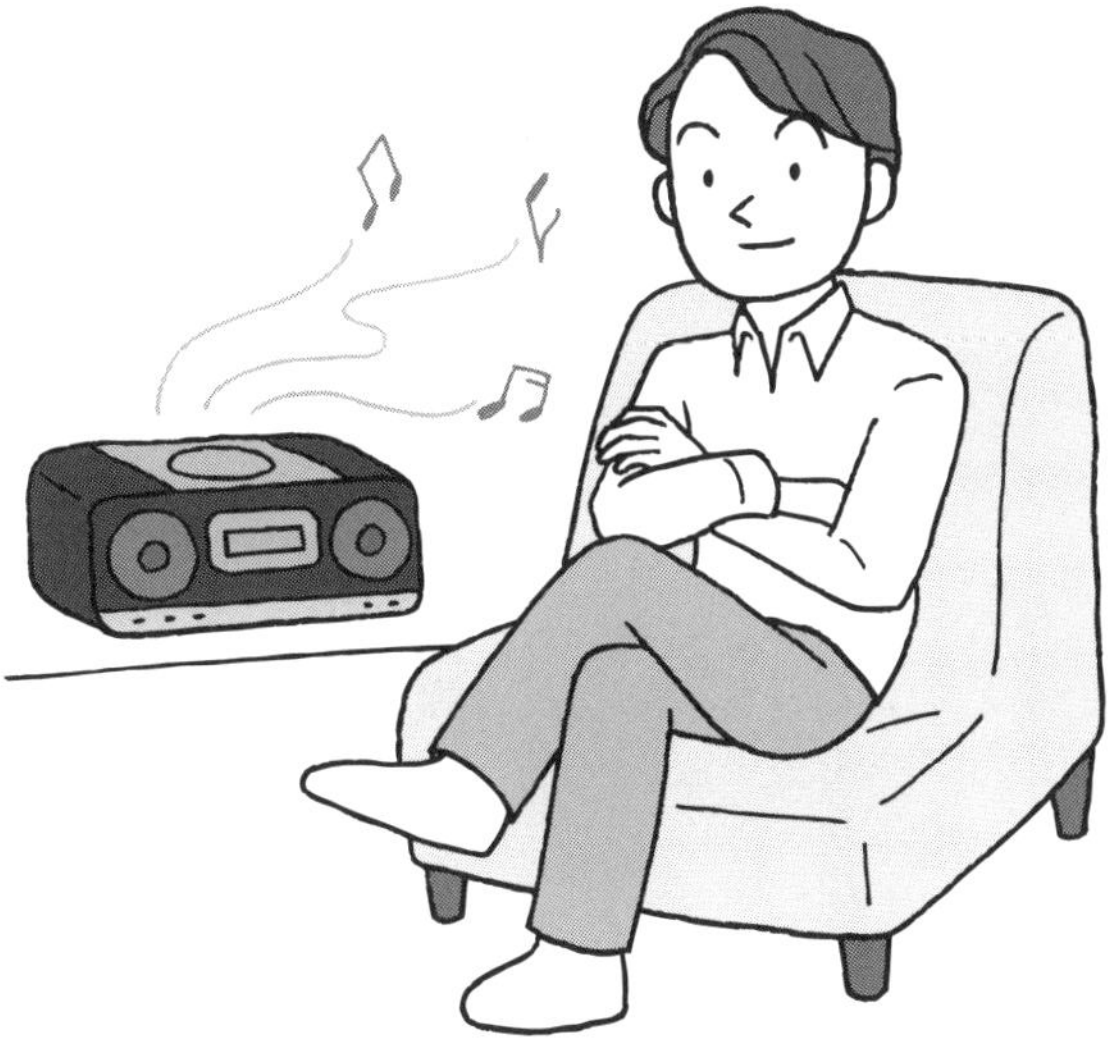

曲を聞くときに気をつけることがもう一点あります。
それは**イントロも真剣に聞く**ことです。イントロは、マラソンでいうと走る前のウォーミングアップ。歌い始める前の準備の時間です。**準備段階でリズムがとれると、歌い出しのタイミングがスムーズになり、自信を持って最初の一音から声を出すことができます**。逆に準備不足になると、出だしでつまずいたり、リズムが合わなかったり、最後まで上手く歌えない原因になります。

曲を聞くときは、イントロから真剣に聞くこと。イントロにはその曲の世界観が詰め込まれているので、その雰囲気を感じ取ることができると、感情を込めて歌えるようにもなります。

また、メロディを正しく歌えるようになるには、**オリジナル曲を聞くだけでなく、カラオケに行ったら、まずは音符通りのメロディを正確に聞くこと**です。ガイドメロディやガイドボーカルなどを利用するのもよいでしょう。先ほども話しましたが、メロディが上手く歌えないのは、合わせようとする気持ちが少し足りないようなところがあります。自分の音程やリズムに固執せずに、正しいメロディの人の歌声に合わせようとしてみてください。その気持ちがあれば、苦手なフレーズも必ず克服できるようになります。

音楽を聞くときのアドバイスを、さらにもう一点。それは、**いろいろなジャンルの音楽を聞いてみること**です。曲選びの基本は、好きなものを選ぶことです。相性のよい人とすぐ友だちになるように、歌も自分の好みに合う曲を選ぶほうが、上手く歌いたいという気分も高まるので上達も早くなります。

しかし、ひとつのジャンルにこだわりすぎると自分の可能性を狭くするのも事実。演歌しか歌ったことがなかった人がジャズを聞いてみたら意外と相性がよかったり、友だちに誘われていつもは聞かないような歌手のコンサートに行ったら好きになったりと、まったく畑違いと思っていたジャンルが好きになることは珍しくありません。

普段は歌わないタイプの曲に挑戦してみたら、じつは自分に合っていて、そちらのジャンルのほうがそれまでより上手く歌える可能性もあります。

世の中には演歌、歌謡曲、ポップス、ジャズ、クラシックなど、さまざまなジャンルの音楽があります。できるだけ食わず嫌いをせずに、さまざまなジャンルの音楽を幅広く聞いてみましょう。そこに、歌が上手くなるきっかけがあるかもしれません。

楽譜は読めなくても活用する

メロディを正しく歌えるようになるために活用してほしいのが楽譜です。

楽譜と聞くと「音符や記号が読めないから見ても意味がない」と敬遠する人もいるでしょうが、楽譜が読めない人なりの活用方法があります。たしかに楽譜がなくても、曲を何度も聞いて覚えれば歌うことはできるようになります。しかし、自己流で覚えると間違えて覚えることも多々あるはずです。

気持ちよく歌えているからいいという人もいますが、上手く歌いたいと思うなら、やはり正しいメロディを覚えるべきです。

楽譜は、正しいメロディやリズムがわかりやすく記号で表記されているので、音符が読めない人にとっても、じつは便利なお手本になります。

楽譜を見たことがある人はわかると思いますが、音符の意味はわからなくても音が上がったり、下がったりしているのは、なんとなくわかります。それに、歌を聞きながら楽譜をながめていると、「黒丸よりも白丸のほうが長く伸ばすんだな」ということもわかってきます。

覚えることはこれで十分です。**ここで音が上がる、下がる、そしてここは伸ばす、伸ばさないがわかれば、おおよそのメロディは把握したも同然。**あとは、楽譜を見ながら曲に合わせて歌うだけで、それまで以上に上手く歌えるようになっている自分がいるはずです。プロの音楽家の方々なら楽譜が読めなければなりませんが、歌を楽しむ人たちからすると、なんとなくでいいのです。

楽譜は楽器店に行くと手に入ります。昭和何十年代のヒット曲など、さまざまなジャンルで各出版社から歌謡曲の全集が発売されています。また、最近ではインターネット上で一曲から楽譜が買える楽譜配布サイトなども登場しています。気になる曲や覚えたい曲があるときは、ぜひ活用してみてください。楽譜をながめている自分を想像するだけで、歌が上手くなっていると思いませんか。

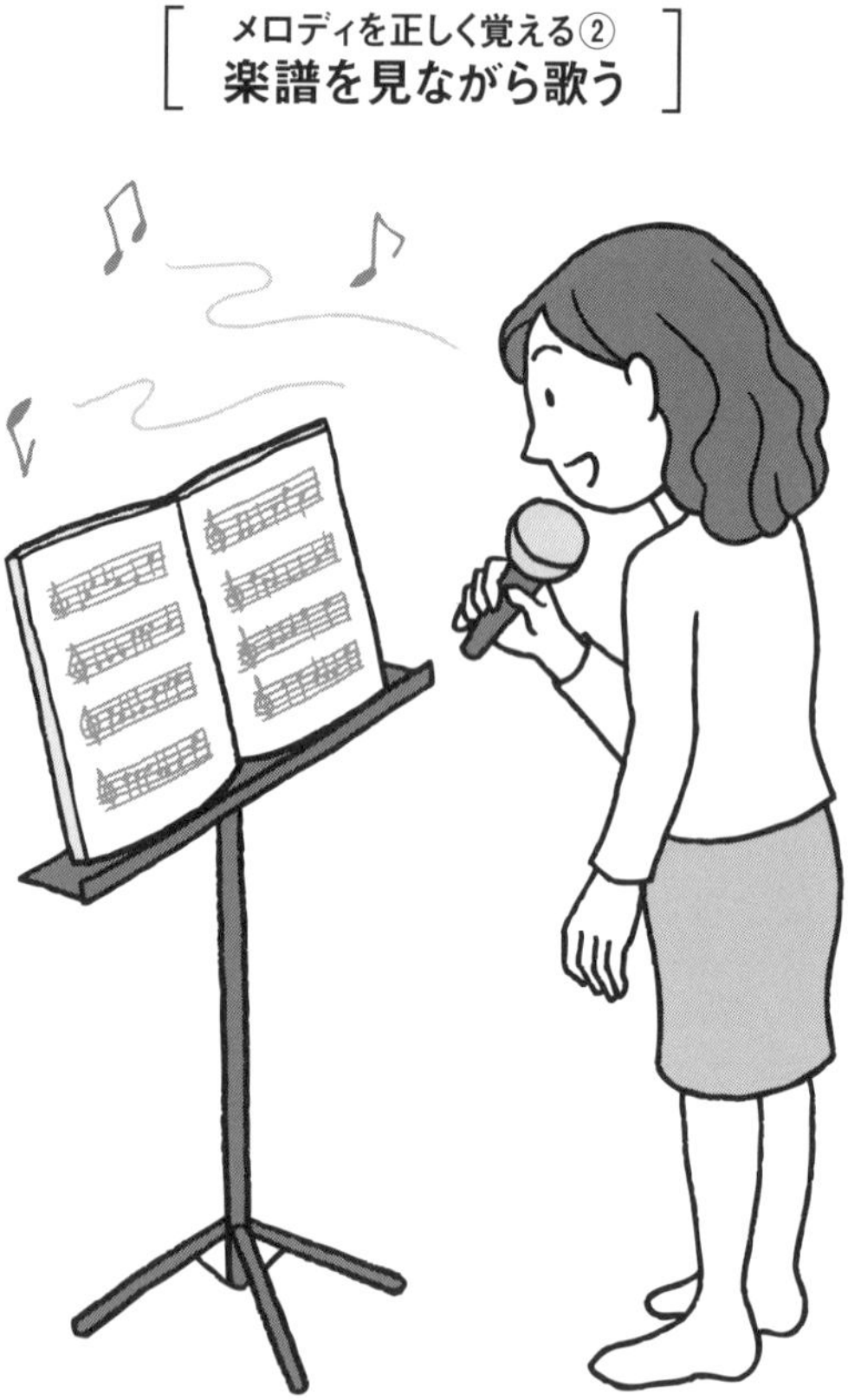

メロディを正しく覚える②
楽譜を見ながら歌う

サビだけ参加して歌った気になる

歌が苦手な人に多いのが「私は下手ですから……」。

たしかに音域が広い曲や早口の曲、リズムが複雑な曲など、マスターするには難しい曲はあります。しかし、それはフルコーラスを歌えないだけであって、**サビの部分なら歌えるという曲は意外に多い**と思います。どこのパートもまったく歌えないということはほとんどないと思います。フルコーラスを歌えないからという理由で、「私は下手」「自分には無理」「リズムやメロディが複雑すぎて覚えられない」と歌うことをあきらめるのはもったいないことです。

歌えるところだけ歌えばいいのです。

日常生活の中で歌を楽しむときに、最初から最後まで歌わなければいけないというルールはどこにもありません。ひとりで歌うなら、サビの部分に来たときだけ歌えばいいし、仲間と一緒に歌うなら、ペアを組んで苦手なところを歌える人に任せるのもありです。

カラオケなら、歌声が入った**ガイドボーカル機能を活用して、自分はサビだけを思う存分歌うという方法もあります。**何人かでカラオケを楽しむときは、「初めの二行はAさん、次の二行はBさん、次はCさん、サビはみんなで一緒に」というように、ひとつの曲を交互に歌ってみるのもいいと思います。

サビは、曲の中で一番印象に残るパートです。繰り返し演奏されることも多いので、**この部分だけ覚えれば曲の半分以上はマスターしたようなものです。**何度もサビだけ歌っているうちに、ほかのパートも耳が覚えて、曲のすべてが歌えるようになるかもしれません。

それに曲の一部でも気持ちよく歌えるようになると、歌うことにどんどん自信がついてきます。自分は無理などと考えず、いろいろな曲に積極的にチャレンジしてみましょう。最初はサビだけ歌えれば十分です。

[歌った気になる方法① 友達と2人で]

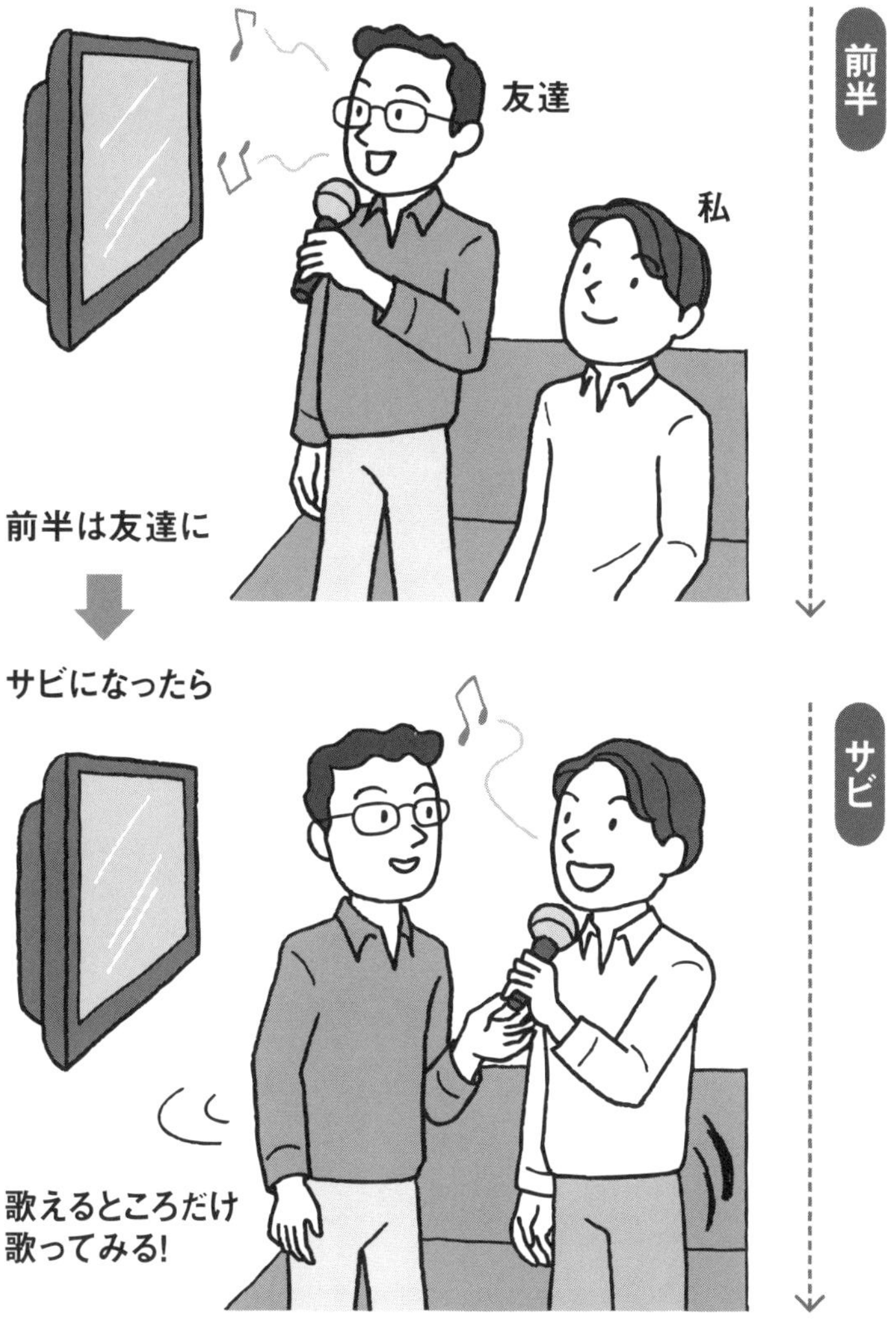
前半
友達
私
前半は友達に
サビになったら
サビ
歌えるところだけ
歌ってみる!

[歌った気になる方法② 仲間とみんなで]

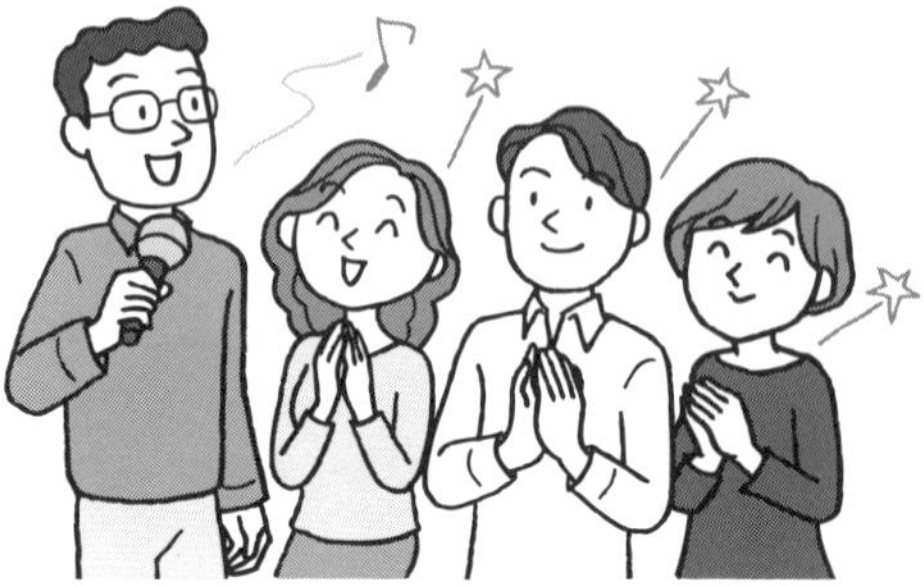

次は

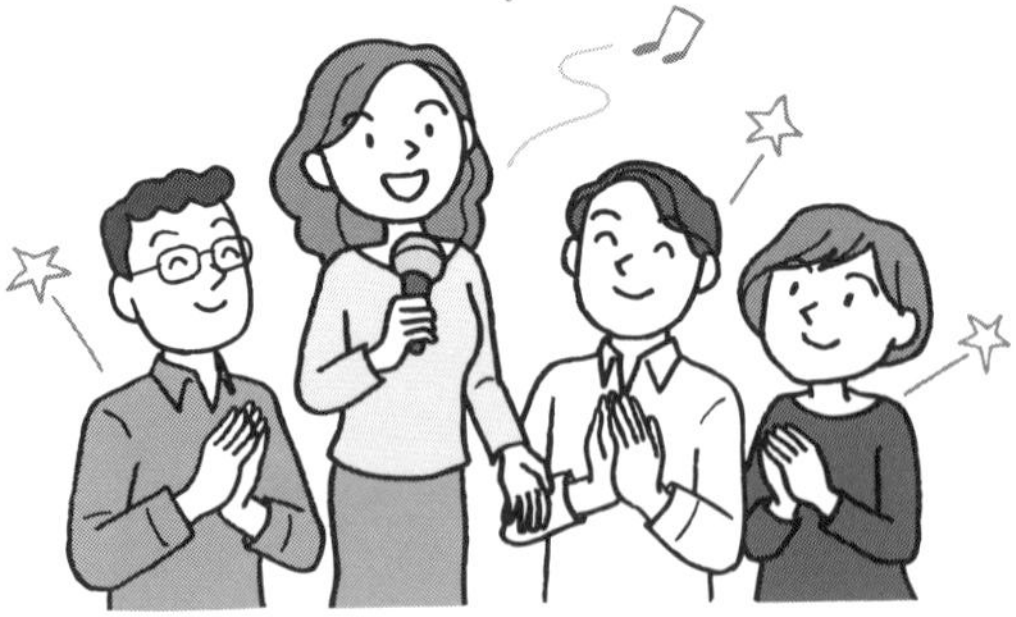

サビで

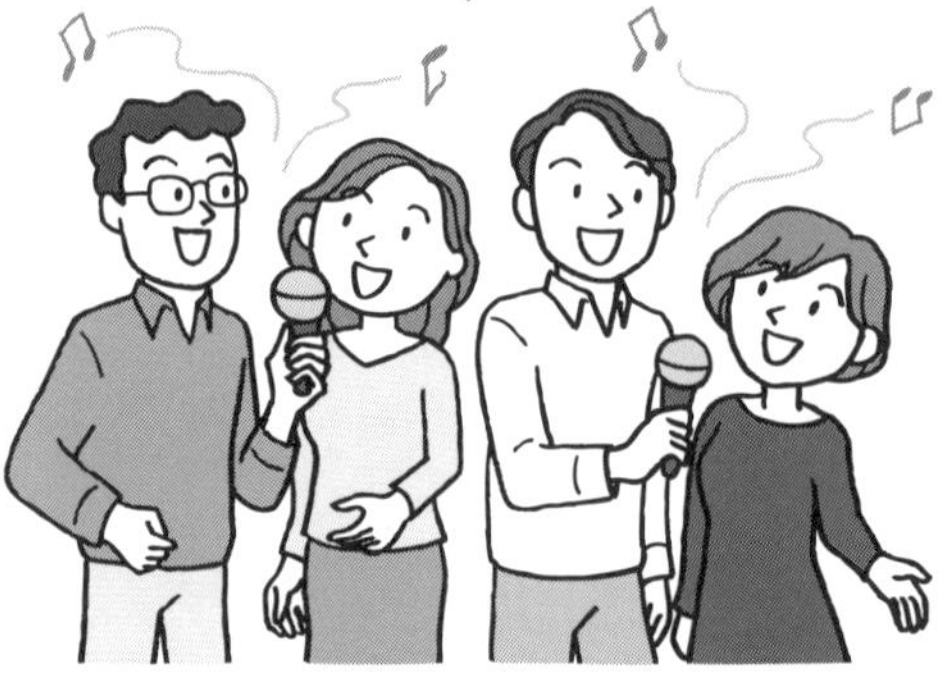

マイクの持ち方で声量や響きが変わる

歌を楽しむときにカラオケを利用することが多いと思いますが、カラオケのときに注意したいのがマイクの持ち方。**正しい持ち方を覚えるだけで、相手に上手く聞こえる歌になります。**

マイクは先端にある集音部で音を拾い、アンプなどで増幅して、スピーカーから再生します。しかし、マイクの持ち方が間違っていると、せっかく声が上手に出ていても集音部でうまく音を拾うことができず、声の大きさや響きが半減してしまいます。

正しいマイクの持ち方のポイントは、口に向ける角度です。斜め四五度くらいに傾けて、マイクの先端を口に向けるようにすると、声を効率よく拾ってくれます。

マイクを胸の前で立てて体と平行に持つ人がいますが、これでは集音部の上を声が通り過ぎて声をうまく拾ってくれません。ときどき先端部分を手で覆って隠してしまう人もいますが、これも声が拾いづらく、聞く人に声がこもったように聞こえてしまうので避けたほうが無難です。

［ マイクの正しい持ち方 ］

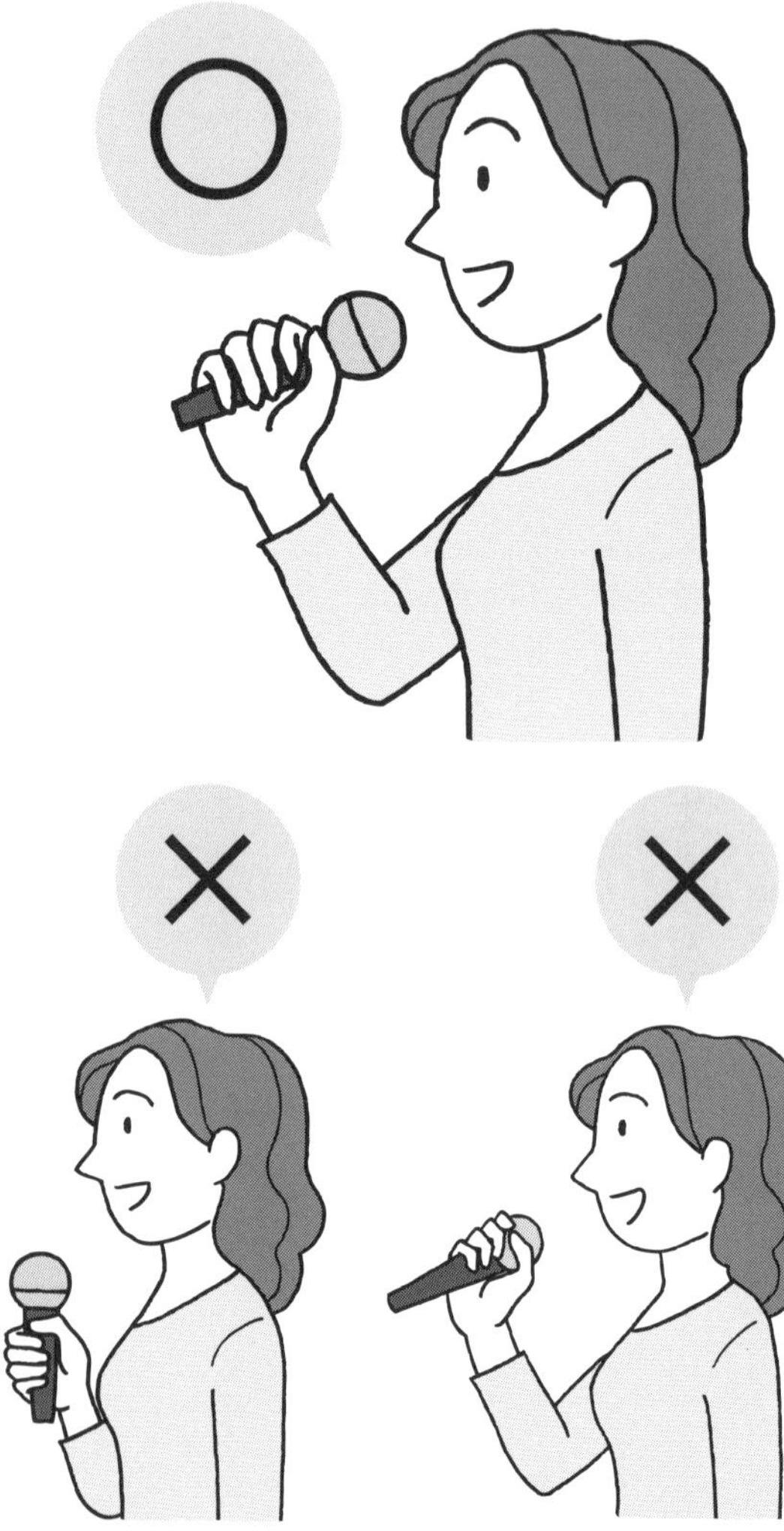

カラオケで歌うときは、画面に映し出された歌詞を追うことに必死になってマイクの持ち方がおざなりになっている場合が多いので、常にマイクの持ち方を意識しながら歌うように心がけましょう。

カラオケで歌うときのアドバイスがもうひとつあります。

それはどのタイミングで歌詞を見るか。「カラオケは歌詞を見ながら歌うものですよね」と言われそうですが、**歌詞をじっと見ながら歌っているとリズムが狂うことがあります。**

というのは、**カラオケで歌詞が画面に流れるのは、目で追う時間を考えて少し早めに設定されているからです。**歌詞が流れるのにピッタリ合わせて歌おうとすると、どうしてもリズムが狂ってきます。そして、慣れない曲でありがちですが、画面上に表示されている歌詞をすべて歌おうとしてリズムもメロディも崩れてしまうこともあります。

カラオケ画面の歌詞は、確認のために利用するのがベスト。要するに歌いたい曲は

歌詞を丸暗記するということです。画面に表示されるのにわざわざ覚えなくてもいいと思うかもしれませんが、歌詞を覚えてしまえば、あとは歌うことに集中できます。カラオケ画面を見ることでリズムやメロディが崩れることはありませんし、マイクの持ち方がおろそかになることもありません。

もちろん、世の中には星の数ほどたくさんの曲があるので、すべての曲の歌詞を覚えるのは不可能です。しかし、せめて自分の十八番ともいうべき曲や大好きな曲の歌詞は覚えるようにしましょう。

ブレスをうまく使うと声量や表現力が変わる

ここからは、歌が上手くなる小さなテクニックをいくつか紹介します。

最初のテクニックは、ブレス（息継ぎ）。

ブレスは、フレーズ（小節）ごとに設定されているのが基本です。ブレスのタイミングで息を吸い、息を吐きながら次のフレーズを歌い始めます。このタイミングを間違うと、それまで正しく刻んでいたリズムに狂いが生じるだけでなく、フレーズの途中で音が出せなくなることもあります。

一方、**ブレスを正しく入れられるようになると、ブレスのときに腹式呼吸でたくさんの空気を体に取り込めることになるので、声量はアップし、音域にも幅が生まれます。音を長く伸ばすこともできます。**

ブレスのときのポイントは、**吸い込んだ空気を前に「ハァー」と遠くへ押し出すように発声すること**です。簡単なイメージで言うと、大きく息を吸って横断歩道の向こうの人に言葉を伝えるような感じです。パワフルな曲を歌うときも、静かなバラード調の曲を歌うときも、このことを意識するだけで、よりパワフルに、より重厚に歌えるようになります。

また、ブレスを上手に使えば表現力の向上にもつながります。たとえば、切ない曲のときに息を大きく吸って、切ない表情をつくってから息を吐き出して歌ったり、あえてブレスの息の音を聞かせたりすることで、切迫感や悲しみなどの感情をうまく表現することができます。

［ 上手に息継ぎを使う方法 ］

1 腹式呼吸で
たくさん空気を吸い込む

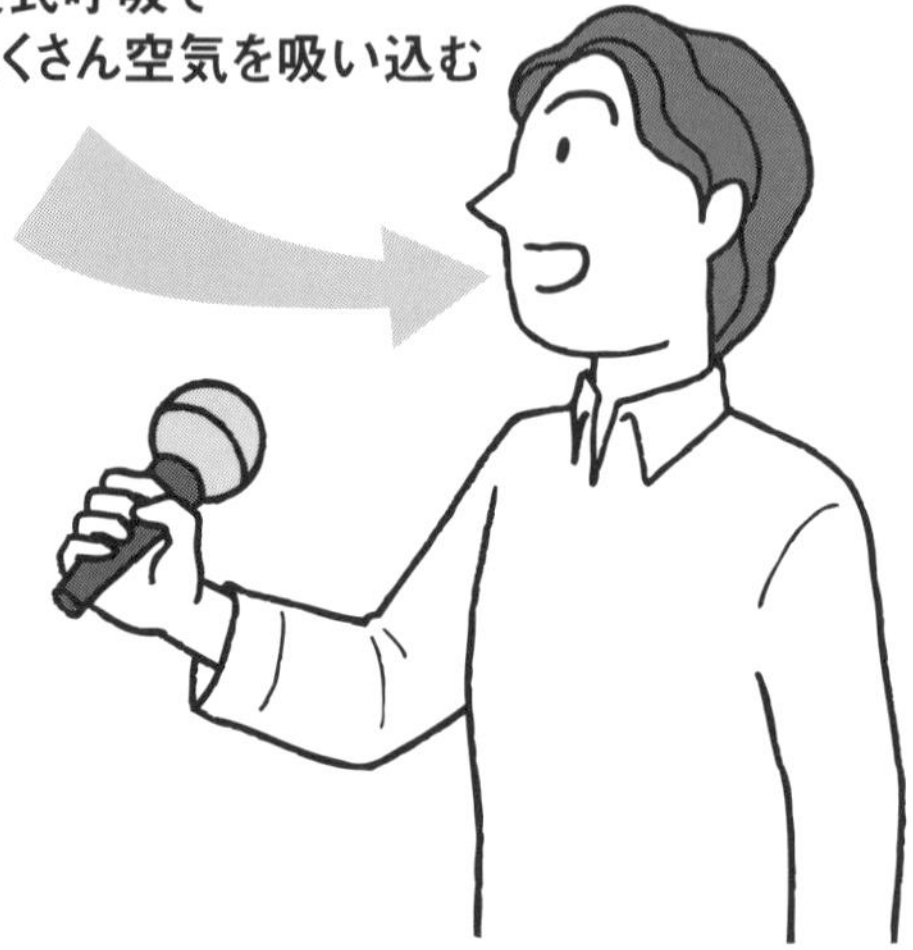

2 前に「ハァー」と遠くへ
押し出す

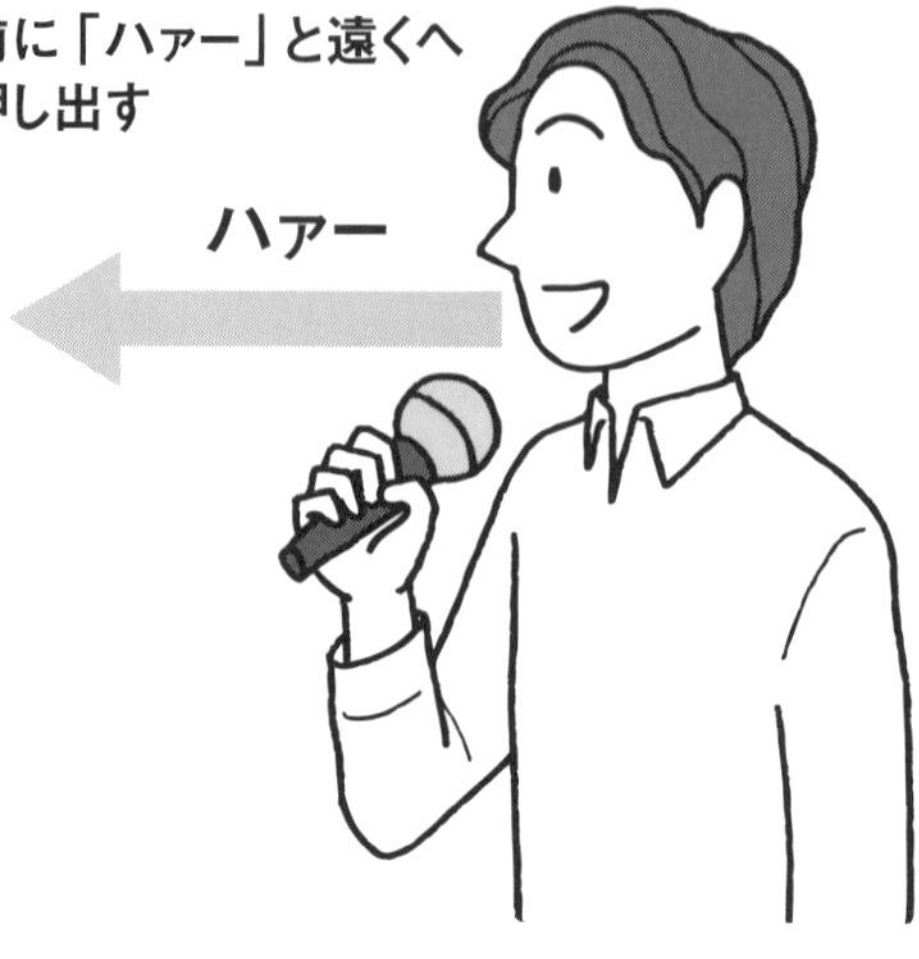

眉を上げると高音が出る

レッスンで生徒さんから、「どうやったらもっと高い音を出せるようになるのか」ということをよく聞かれます。

とくに最近の曲は、男性も女性も音域が広くて歌いこなすのが難しいものがたくさんあります。最初はうまく歌えていたのに、高音のパートに入ったとたんに声がかすれたり、震えたり、裏返ってしまったりと、高音が上手く出なくて困っている人は多いと思います。そこで、即効性のあるテクニックを二つ紹介しましょう。

ひとつは、**高音を出したいときに、椅子の両脇の肘かけを手で押して、「よいしょっ」と立ち上がりながら声を出す**方法です。高い音を出すには、発声するときにお腹に力を入れる必要があります。肘かけを手で押して立ち上がる動作は自然にお腹を使うことになるので、その動作と連動して声を出すと、いつもより高い音が出るようになります。実際に、立ち上がりながら「ハーアー」と声を出してみてください。「よいしょっ」と立ち上がる瞬間に高い声が大きく出ると思います。

もうひとつは、**高音を出したいときに眉を上げて、目を開くようにしながら声を出す**方法です。高音が出づらくなると眉を下げて苦しそうな顔をしがちですが、じつはこれは逆効果。眉を上げることで顔の筋肉が連動して動き、不思議と高い音が出るようになります。一度試してみてください。

［ 高音を出すテクニック ］

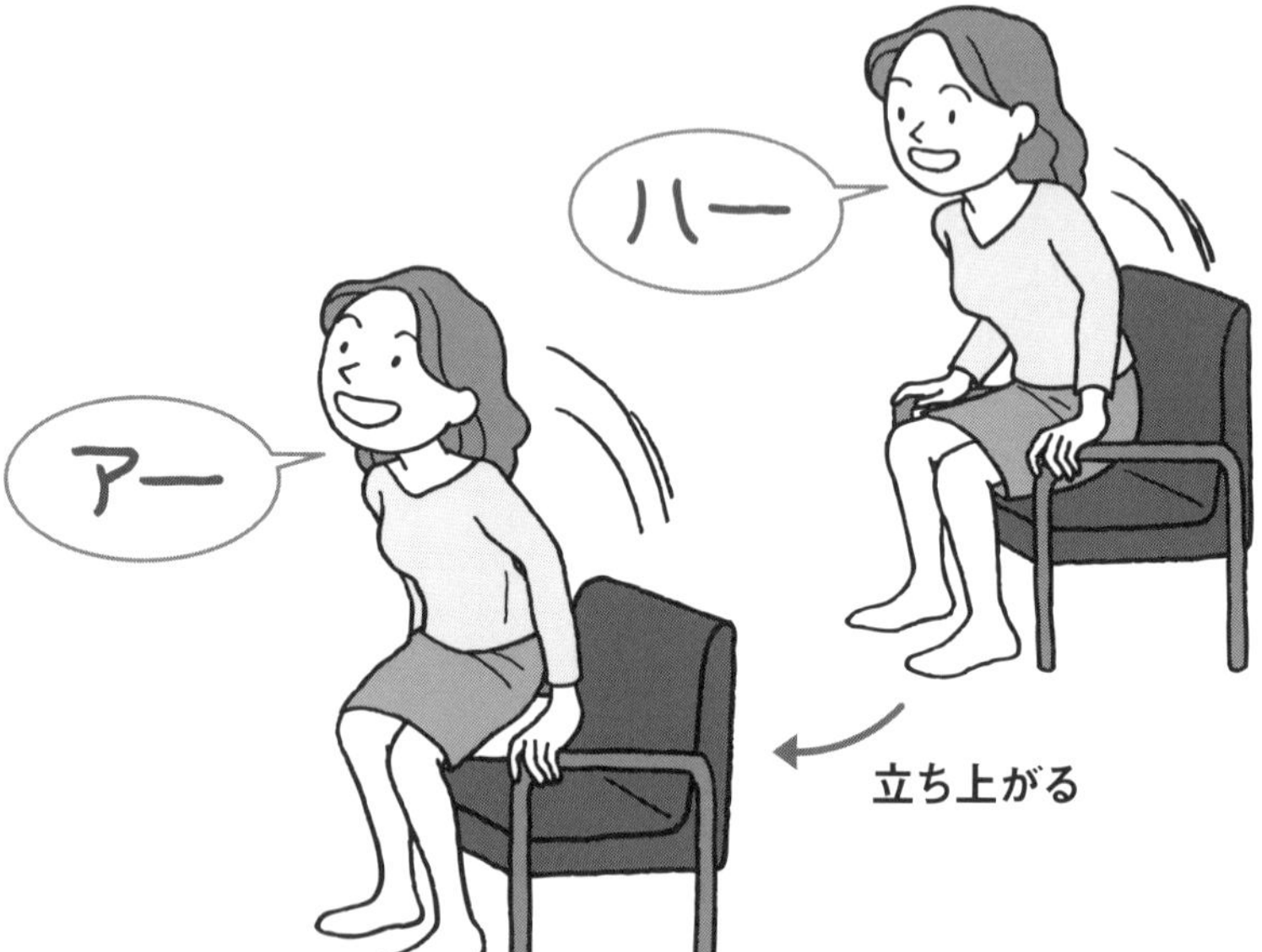

ささやくように歌うには コップをテーブルに置きながら

生徒さんから「ささやくように歌おうとすると、言葉がもごもごになって聞き取りづらいと言われるのですが……」という相談を受けたことがあります。

ささやくように歌うときに勘違いしがちなのは、声量を抑えるからといって口先だけで歌おうとすることです。声量を抑えても、お腹の力をしっかり使わないと、相手に聞こえるような声にはなりません。

そんなときに使えるテクニックが、**水を入れた何百万円もする高価なコップを、テーブルにコツッと音を立てないようにゆっくり置いていくイメージで声を出す**ことです。お腹を使わないと静かにコップを置けないので、**自然にお腹を使った声になります。**

そのときにお腹を触ってみると、筋肉が硬くなっているのがよくわかります。

声量を抑えても遠くにいる人に聞かせるテクニックをもうひとつ。それは、**にんにくを食べた翌日に息をチェックするときの要領で息を吐きながら、声を出す**ことです。ポイントは、お腹の中からクサい息をより多く吐き出すイメージです。このときに、「かなしィー」「あなたァー」というように**言葉の最後に「ア」「イ」「ウ」「エ」「オ」の母音をつけて声を出しましょう。**例えば「かなしい」「あなた」を「かァなァしィいィ」「あァなァたァ」と歌うと、より声が遠くに届くようになります

[ささやくように歌うときのテクニック]

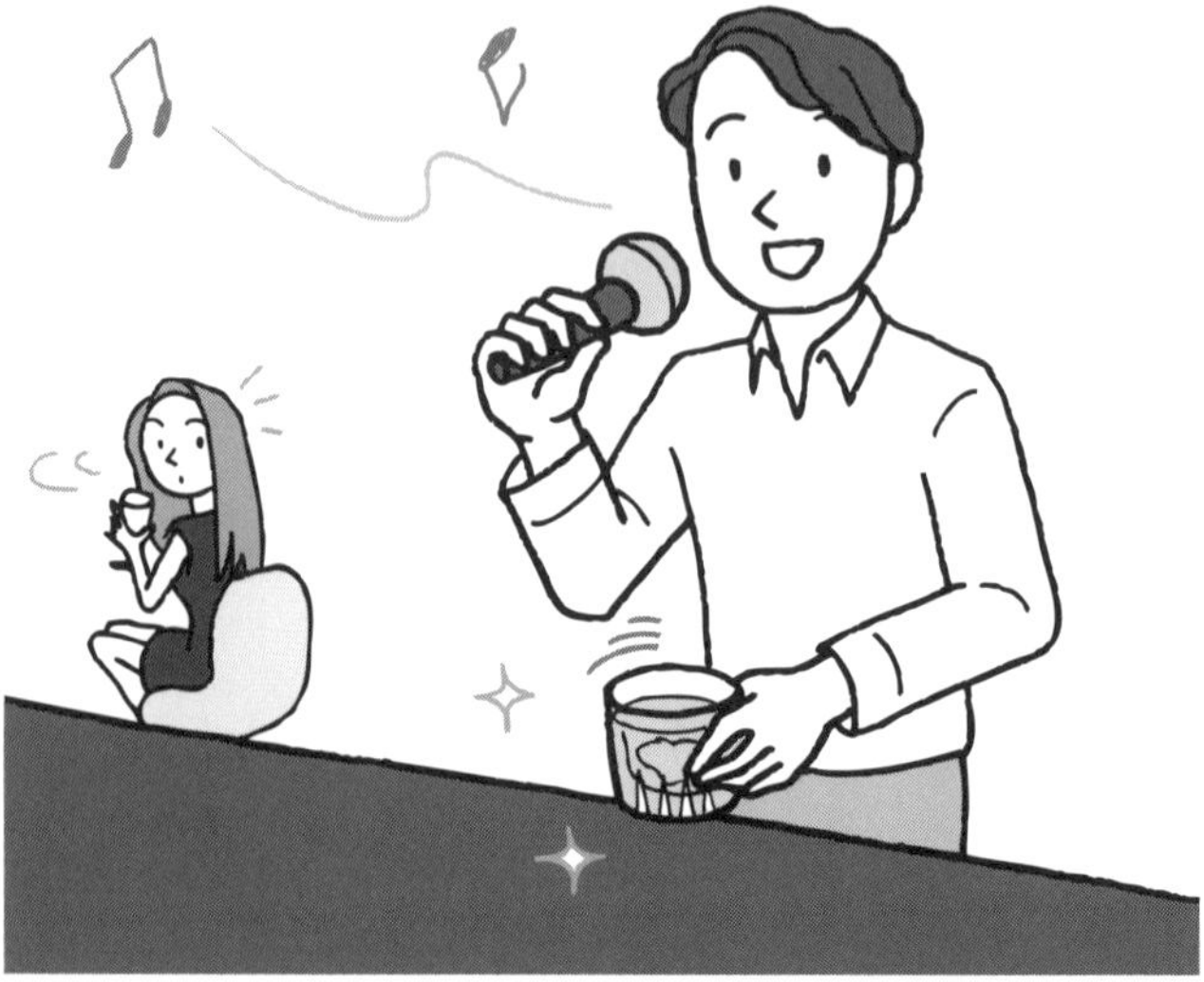

小さな「ん」を入れて感情表現アップ

歌は感情を込めて歌えるようになると、自分で満足するだけでなく、聞いてくれる人にも届く歌になります。一緒に歌っていて、上手く歌えているけど、印象に残らない人がいると思いますが、それは感情表現が足りないからです。淡々と歌っていると抑揚のない平坦な曲になってしまい、印象に残らない歌になってしまいます。

感情を込める簡単な方法は、歌いながら顔や仕草で表現する方法です。たとえば、切ない曲を歌うときは、表情も仕草も声も含めて全身で切なさを表現する。それだけで、ついつい聞き入ってしまう歌になります。

歌に気持ちを入れるテクニックとしておすすめなのが、**歌詞のフレーズの前に小さな「ん」を入れる**方法です。

たとえば、「待ちます〜」「泣いて〜」と歌うときに、「ん待ちます〜」「ん泣いて〜」というように、「ん」を入れて強調してから歌い始めます。それだけで気持ちが入ったフレーズになります。どこで「ん」を入れていいのか不安なときは、オリジナル曲を歌っている歌手の方がどのように歌っているのか聞いてみてください。歌詞にはない言葉が、ところどころに組み込まれていることに気づくはずです。そのままマネからコツをつかんで、自分なりの感情表現をつくってみてください。

そして忘れてはならないことは、伝えようとする気持ち。技術はそのお手伝いです。歌詞をよく理解して、言葉を大切に歌いましょう。

[感情表現するテクニック]

❶ 切ないときは切ない表情で

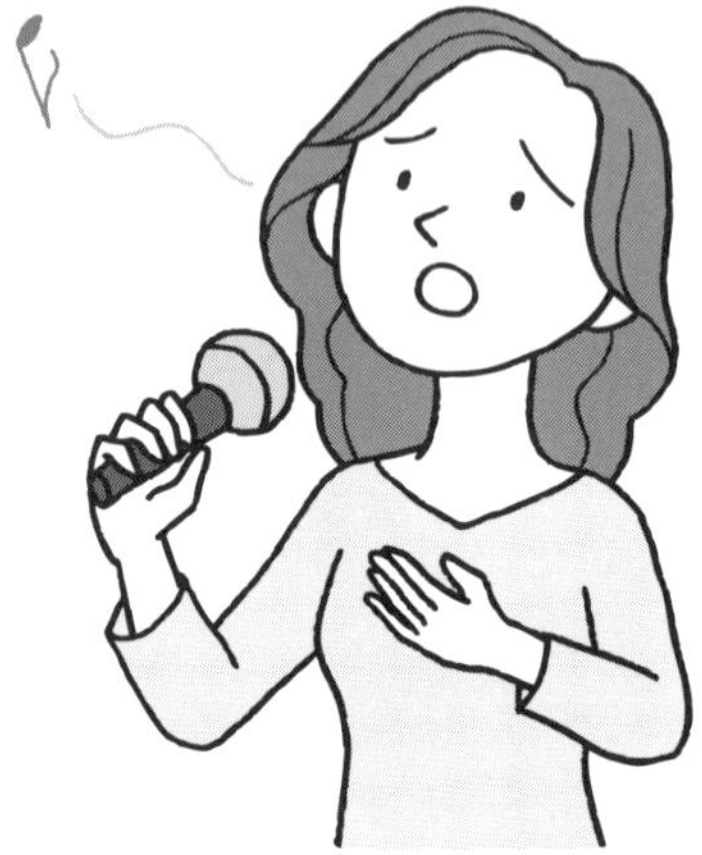

❷「ん」から歌い始める

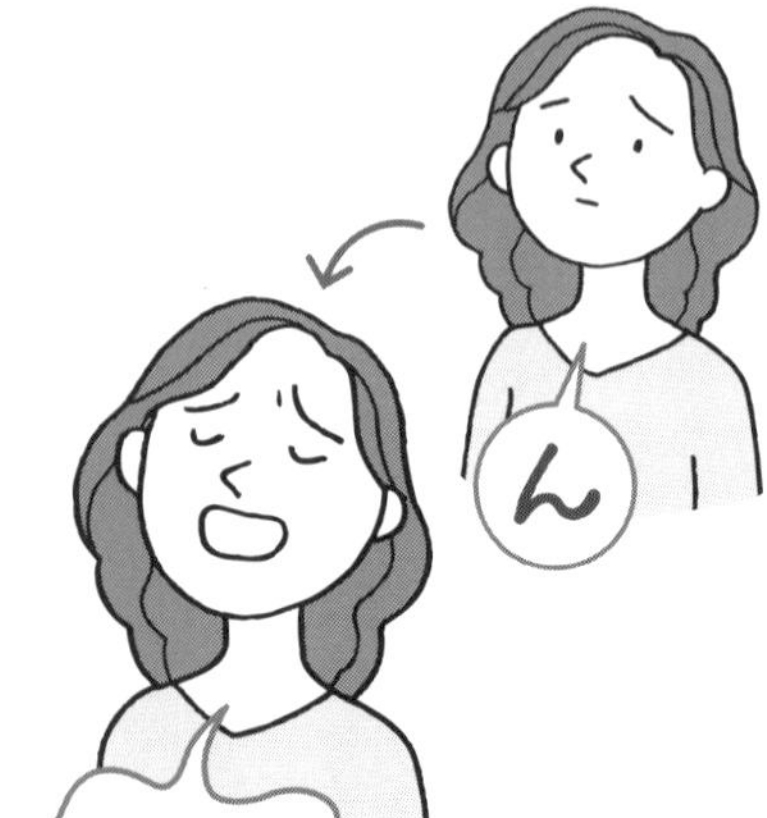

完璧は求めない。昨日よりちょっと上手く歌えればOK

上手く歌えるようにコツをいろいろ話してきましたが、**歌を歌うときに何より大切なことは、「楽しく歌う」ことです。**楽しく歌っていると心がリラックスし、自然といい声が出るようになります。

どんなに練習を重ねてテクニックを磨いても、歌っている本人が楽しくなければ意味がありません。「音を外さないように」「リズムが遅れないように」などと必要以上に意識してしまうと、かえって緊張していつもより声が出なかったり、上手く歌えなくなってしまいます。**ちょっとくらい調子外れになっても、楽しそうに歌っている人の声は聞いていて気持ちがいいもの**です。難しく考えすぎずに、**「昨日より上手に歌えればOK！」**くらいの前向きな気持ちで、思い切り歌ってみましょう。

そして、できれば、積極的にほかの人と歌う機会をつくるようにしてください。ずっとひとりで練習していると、自分の歌のどこが良いのか悪いのかを客観的に判断することが難しくなります。**仲間と一緒なら気がつかなかったアドバイスがもらえたり、自分が苦手だと思っていたところが意外に評価されたりすることもあります。**楽しく歌い続けるには、そういった仲間の存在は大きいものです。

第 5 章

私は歌を歌って健康になりました

第5章では、歌うことを習慣にした
50〜80代の人たちの声を紹介します。
毎日の生活にリズムが生まれた、
散歩とカラオケで病院へ行く回数が減った、
歌が上手くなったら体脂肪が減ったなど、
いろいろな健康効果を口にしています。

カラオケ習慣で毎日の生活にリズムが生まれた

70代男性

定年退職してからやることがなくて、毎日テレビばかりを見ていた私に危機感を覚えたのか、妻が突然提案してきたことが「カラオケに行きましょう」。退職するまでは、会社の人とカラオケに行く機会はありましたが、じつはそう提案されるまで、妻とカラオケに行ったことがありません。

ただ、やることもないので、「一回だけなら」という条件で妻とカラオケに出かけました。すると、私の歌を聞くのは妻だけではなかったのです。なんと、妻の友達もカラオケボックスで待ち構えていたのです。なかば無理やりマイクを持たされ、一曲歌わされることになりました。最初は少し照れながらでしたが、途中から開き直って熱唱したところ、なにか気持ちがスッキリ。上手く歌えたのかどうかわかりませんが、久々に味わう達成感でした。

以来、妻と一緒に定期的にカラオケボックスに通うようになりました。ときには二人で、ときには仲間と数人で。今では、カラオケを楽しむことが習慣になって、火曜、木曜、金曜の午後一時からはカラオケタイムになっています。

生活にひとつの習慣を取り入れるとリズムが出てきます。カラオケを始めるまでは朝遅くまで寝ていたのですが、今では早寝早起き。規則正しい生活が要因なのか、血圧が安定するようになりました。最近は降圧剤を飲むこともほとんどありません。

歌うことの健康効果はあとから知りましたが、なるほどと思いましたね。カラオケに誘ってくれた妻に感謝です。

健康維持の我が家の日課は散歩とカラオケ

60代女性

主人と一緒に週に一回歌のレッスンを受けて、週に五回はカラオケボックスや友達の家か、私の家で歌を歌っています。

もともと歌うことは好きでしたが、これほど頻繁に歌うようになったのは最近のことです。というのは、レッスンを受けたら歌が上手く歌えるようになったからです。ほかの人に自慢できるほどではありませんが、自分なりに満足できているので、とにかく楽しいんですよね。だから毎日でも歌いたいんです。

歌の時間をつくるためなのか、週に五回も歌うようになってから、家の中のこともテキパキとできるようになりました。

主人は運動と歌で健康寿命が維持できたらいいと思って始めたようです。歌はあまり得意なほうではありませんが、楽しく歌っているのがなにより。毎日の散歩とカラオケで、主人の体調は以前よりかなりよくなっています。以前はカラオケより病院へ行くことが多かったのですが、今は月に一回くらい。体重の変動もありませんし、血圧も安定しています。

腹式呼吸を覚えたら体脂肪が減った

50代女性

声量がアップする、高音が伸びる。これはもともと小さい声の私には憧れのキーワードです。そのためには、お腹から声を出す。そして、腹式呼吸を覚えないとお腹から声を出すことはできないこともわかっていました。

しかし、お腹から声を出すのは難しいものです。出しているつもりでも、歌声はまったく変わりません。それどころか、歌声を意識して上手くいかないと、それがストレスになってしまうこともあります。どうしたらいいのかなと困っていたときに出会ったのが、コア×ボイストレーニング。資料を探し出して、さっそく自宅で始めてみることにしました。

一回十分くらいで終わるコアトレーニングですが、トレーニングが終わる頃には、じんわりと額に汗がにじんできます。動作解説を見て、簡単にできるかなと思っていたら、想像以上にお腹と背中に効きます。

腹筋なんて鍛えたことありませんでしたから、最初の二週間くらいはお腹が筋肉痛になりました。それだけ、筋肉を刺激したのだと思います。ちょうど体幹トレーニングの本が売れていたこともあって、「これがインナーマッスルを鍛えることか」とひとりで納得したものです。

このトレーニングが終わった後に、ボイストレーニングをすると、「お腹を使って」というのがよくわかります。使う場所は筋肉痛になっているところだと思うと、上手く使えているのかどうかを確認しながら声が出せます。それは、それまで、歌うときに意識したことがなかった感覚でした。

コア×ボイストレーニングを始めて三か月が経過した頃だったと思います。ちなみに週一回のカラオケペースは継続していました。

スポーツクラブに行ったときに、体重計に乗ると、なんと体重が減っていました。そして、体脂肪も落ちていました。なんどダイエットにトライしても達成できなかったことが、お腹を使って歌えるようになっただけであっさりクリアしてしまったのです。驚きでした。

歌うだけで体脂肪が落ちるなんてうれしいと思いませんか？

楽しみながら痩せられたことに、今まで苦しみながらダイエットしていたことがバカらしく思えてきました。これなら、いつまでも継続できそうです。楽しい歌を歌っていればいいんですからね。

歌が上手くなるとひざや腰の痛みもなくなった

60代女性

30代の頃からコーラスサークルで活動していたこともあって、歌うことは大好きです。カラオケにも年に数回は友だちと一緒に出かけています。

でも、若い頃から歌っているわりには、なかなか上手く歌えなくて。みんなと同じように歌っているつもりでも、なにか声量が足りないよう気がしていました。そこで、もっと上手く歌えるようになれないかな、と思って近くのカルチャースクールに通うことにしました。

そこが魅力的だったのは、歌うだけでなく、体を動かすメニューもプログラムに組み込まれていたからです。

発声練習やみんなで歌う練習はしてきましたが、歌が上手くなるためにエクササイズするのは初めて。そもそも私は運動が苦手で、学校を卒業してから運動らしいことはほとんどしてきませんでした。

それが60歳を過ぎてから、ひざや腰が痛くなってきた理由ではないかと思っていましたが、もともと苦手ですから重い腰が上がりません。でも、不思議ですよね。「歌が上手くなるから」と誘われたら、すぐにスクールに通うことに決めました。

通い始めて、そろそろ二年になりますが、以前より明らかに声量がアップしたのがわかります。一緒に歌っている人と同じように遠くに自分の声が届いているのもわかります。

そして、歌が上手くなるにつれて、いつのまにか腰やひざの痛みを感じることが少なくなったのです。もともと運動していなかったことで、すぐにエクササイズ効果が現れたのかもしれません。先生から「いい姿勢で体全体を使って歌えているからじゃないの」と言われましたが、たしかに以前よりしっかり立ててるような気がします。

歌が上手くなったのはうれしいです。でも、体のメンテナンスもできたのですから、びっくり。カラオケってすばらしいですね。

心が折れそうな私を救ってくれたカラオケ教室

60代女性

カラオケ教室に通い始めたきっかけは主人の病気でした。それまで病院と縁がなかった主人が突然倒れて、面倒を見ているうちに自分まで精神的に追いこまれて、塞ぎこんでしまっていました。

そんなときに友人が「歌でも習ったら」と勧めてくれたのが、近くにあったカラオケ教室。とくに歌うことが好きなわけではありませんでしたが、「気分を切り替えることも必要かな」と思って通ってみることにしました。

最初は歌が上手く歌えなくて、逆に気分が滅入りそうになりましたが、にこにこしながら気持ちよく歌うまわりの人たちを見ていると、そんなことを考えている自分が損しているような気になって。二回目からは、もう歌が苦手なことも忘れて、大きな声を出して歌ってましたね。

歌うとすごく気持ちがいいんですよね。心の中にあるものがすべて出ていってくれるようで、なんだか心がらくになるんです。通い始めた頃は週に二回でしたが、今では週に四回も教室に参加しています。

教室に来て、仲間と話をしているのがとにかく楽しいんです。たいしたことは話してませんよ。今日の夕食の話とか、孫の話とか。最近は、仕事のぐちまで聞いてもらえるようになりました。すっかり気分も安定しています。

心が折れそうになっていた私をサポートしてくれた友人や教室の仲間に、いつか恩返ししたいと思っています。

今の私の生きがいは歌うことで友人に会えること

80代女性

カラオケは大好きでしたが、主人が亡くなってから、めっきり行かなくなっていました。家でボーっとしていることが多くなって、息子や近くに住んでいる兄弟もずいぶん心配したようです。

そんなときに、近所のカラオケボックスに週に三回、同年代の人たちが集まるらしいので参加したらどう？　と息子がカラオケ会の話をしてくれました。もともとカラオケは好きだったので、知っている人もいそうだからと行ってみることにしました。

やっぱり歌はいいですね。

久しぶりにマイクを握って歌ったのは、もう何度も歌ってきた曲。歌詞もまったく忘れていませんでした。

以来、週に三回のカラオケ会に毎回参加しています。

朝九時から始まるのでもちろん早起きしますし、出かける日は昼ごはんはどこで食べるか決めてから出かけます。それに、着ていく服も三回それぞれ違うように、週の初めには用意するようにしています。

私が、元気に出かけるようになったことを、家族も兄弟もとても喜んでくれています。私自身も明るくなったような気がします。

みんなと一緒に歌うことは、今の私の生きがいです。生活にハリが出てきたことで、あちらが痛い、こちらが痛いということも少なくなりました。

この年になって、こんなに新しい友達ができるとは思いませんでした。今は、その友だちに会いに行くのが生きる目的と言ってもいいですね。

column 4

男性だけを集めるカラオケ健康講座

介護予防や健康維持、生きがいづくりとして期待されるカラオケ。なかでも面白い取り組みをしているのが長野県松本市です。もともと「健康寿命延伸都市・松本」を掲げ、介護予防や健康維持に積極的な自治体として知られていますが、二〇一四年度に実施した「うたと音楽」を活用した「介護予防を感じさせない介護予防」のなかで試みた男性だけを対象にした健康講座は注目を集めました。

自治体が主催する健康講座は参加者を集めることに苦労していて、とくに男性の参加者は課題となっています。そういう状況下で開催した松本市の講座は、毎回20名の男性が継続的に参加するという人気を博しました。参加した男性は「気軽に楽しみながらみんなと運動できるし、講座のあとの団欒も楽しみ」と話しています。カラオケを活用した健康プログラムは、自宅にこもりがちだった男性にも効果があるようです。

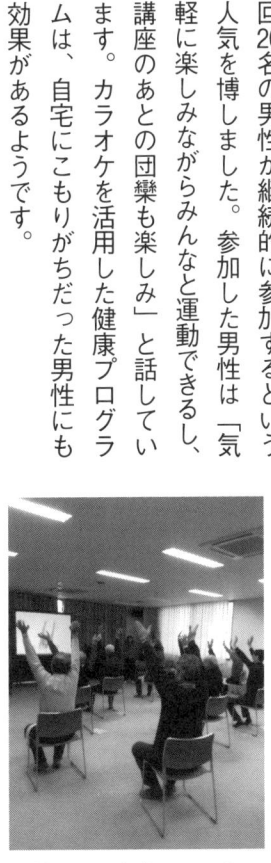

男性だけでも楽しめるカラオケを活用した健康講座。

おわりに

うたと音楽は、超高齢社会を活性化する

考古学の研究によると、人類は話し言葉をつくるよりも先に、うたやハミングでコミュニケーションをとっていたといいます。

狩りをするとき、収穫を喜ぶとき、雨乞いをするとき、死者を弔うときなど、歌うことで日々の喜びや悲しみを家族や仲間と分かち合い、歌うことで意思疎通をとってきました。

話し言葉が進化した現代でも、意思疎通という役割こそなくなりましたが、うたと音楽はいつも人びとの側にあります。音楽をまったく耳にしない日はありませんし、流れてくる音楽に耳を傾けながら、ついつい声を出して歌っていることもあります。地元のお祭りやイベントなどに参加すれば、みんなと一緒に歌うし、思い切り歌いたくなれば家族や仲間とカラオケに出かけたり、自宅のカラオケセットを利用して熱唱

することもあります。なかには自分で楽器を弾きながら歌っている人もいるのではないでしょうか。

どうして、うたと音楽は人々の側から離れないのでしょうか？

それは、きっと歌うことが楽しいからです。しかも、一人ではなく、カラオケなどで家族や仲間と一緒に歌うともっと楽しいからです。そして、歌うことが体にいい影響を与える、そのことを経験として知っているからだと思います。

歌うことで気持ちが晴れたり、スッキリしたことは誰にでもあるのではないでしょうか。最近の研究では、そういった感覚的に気づいていた精神的な効果だけでなく、肉体的な面でも好影響を与えることがわかってきました。その具体的なことは、本書の中で斎藤先生や周東先生にお話ししていただいた通りです。

今回四人の先生方に協力いただき、歌うことの健康効果と、その効果を高めるうたが上手くなる方法をまとめたのは、「うたと音楽の力」をみなさんに知っていただきたかったからです。

日本は超高齢社会を迎え、健康で長生きすること、つまり健康寿命を延ばすことが社会的な課題となっています。そこには医療機関や行政だけに任せるのではなく、自分の体は自分で守る術を身に付ける必要があります。

その一つの方法が「うたと音楽」なのです。

さらに私たちは、「うたと音楽」によって高齢の方々が社会に参加する機会をつくれると考えています。私たちが認定する音楽健康指導士という資格を取得すると、介護予防や生活機能改善の場、それから生涯学習や地域住民の交流の場など、さまざまフィールドで活動することが可能になります。もちろん資格取得に年齢制限はありません。健康で元気な高齢の方々が社会に参加することで、超高齢社会の活性化につながると信じています。

その第一段階が、歌うことを習慣にすることです。それが健康で長生きするための、みなさんの新しい生活習慣になります。本書が、そのきっかけになれば幸いです。

日本音楽健康協会

著者・監修者プロフィール

斎藤一郎（さいとう・いちろう）

1954年東京生まれ。鶴見大学歯学部教授、前病院長。専門は唾液腺の機能や病態の形成機序ならびに加齢変化の解明。日本のいくつかの歯学部、医学部や米国（スクリプス研究所）で口腔乾燥症を呈するシェーグレン症候群の研究に長年従事し、多数の論文、著書がある。日本シェーグレン症候群学会賞受賞、日本抗加齢医学会副理事長、ドライマウス研究会代表。NHK『あさイチ』『ためしてガッテン』ほかテレビ出演多数。

周東寛（しゅうとう・ひろし）

1978年、昭和大学医学部卒。1980年、昭和大学藤が丘病院呼吸器内科入局。1986年、自らの医療方針を実現するため駅ビル医院「せんげん台」を開院し、1990年に医療法人健身会を設立して理事長に就任。2003年には南越谷健身会クリニックを開院し、院長に就任。昭和大学医学部兼任講師。獨協医科大学非常勤講。医療啓蒙と健康促進のために音楽CDもリリース、健康とカラオケの効果を説く講演を随所で開催している。

EIMI

渡邊瑛美。1967年生まれ。国立音楽大学声楽科卒業。在学中よりコーラスとしてアーティストのツアーサポート、CMジングルなどに携わり、95年、作・編曲家の岩崎琢とともにアニメ・無責任館長タイラーのタイアップユニット「T' s Work Shop」としてVapよりデビュー。その後もゲーム主題歌・CM・コーラスなど幅広く手掛け97年よりボイストレーナーとしてレッスンを開始する。2001年、ボーカルスクールHyper Voiceを立ち上げる。同年より松涛アクターズギムナジウムの講師、03年、松涛スクールの事業部に。声優、タレントのレッスンも数多く手掛ける。08年、マネジメントオフィスLove&Light設立、LIVEプロデュースも多数手掛ける。11年より第一興商DAM倶楽部にて「コア×ボイス」講師。

田才靖子（たさい・やすこ）

作曲家、長浜千寿氏に師事。スタジオミュージシャンとして、天童よしみ、川中美幸、島津亜矢などのレコーディング仮唄や、CMソングなど幅広く活躍。なかでもカラオケガイドヴォーカルでは、坂本冬美、大月みやこ、一青窈、元ちとせなど、演歌からポップスまで2000を越える楽曲をレコーディング。アーティストとしてもCDを多数発売。日本歌謡芸術大賞受賞（2005年）、カラオケファン向けのレッスンテープでは、「三上やす子」の名で親しまれる。

「やすこ茶屋」http://www.yasukochaya.com/

一般社団法人 日本音楽健康協会

わが国の社会的要請とも言える健康寿命の延伸を目的として設立。うたと音楽の持つ力を活用し、介護予防と生活機能改善コンテンツの研究・開発や人材育成、地域コミュニティづくりなどを中心に活動を行う。

健康に長生きしたければ 1日1曲歌いなさい

発行日　2015年10月8日　第1刷

著者	斎藤一郎　周東寛　EIMI　田才靖子
監修	日本音楽健康協会
デザイン	河南祐介（FANTAGRAPH）
イラスト	石玉サコ
写真	森モーリー鷹博
編集協力	洗川俊一、荒井よし子
校正	中山祐子
制作協力	落合泰三、山岸正人
編集担当	小林英史
営業担当	菊池えりか、伊藤玲奈
営業	丸山敏生、増尾友裕、熊切絵理、石井耕平、網脇愛、櫻井恵子、吉村寿美子、田邊曜子、矢橋寛子、大村かおり、高垣真美、高垣知子、柏原由美、菊山清佳、大原桂子、矢部愛、寺内未来子
プロモーション	山田美恵、浦野稚加
編集	柿内尚文、杉浦博道、伊藤洋次、舘瑞恵、栗田亘、片山緑、森川華山
編集総務	鵜飼美南子、髙山紗耶子、高橋美幸
メディア開発	中原昌志
講演事業	齋藤和佳、高間裕子
マネジメント	坂下毅
発行人	高橋克佳

発行所　株式会社アスコム

〒105-0002
東京都港区愛宕1-1-11　虎ノ門八東ビル
編集部　TEL：03-5425-6627
営業部　TEL：03-5425-6626　FAX：03-5425-6770

印刷・製本　中央精版印刷株式会社

Printed in Japan ISBN 978-4-7762-0877-8